U0384975

医疗护理员
职业知识与技能

孕产妇及新生儿卷

陈颖萍 ◎ 主编

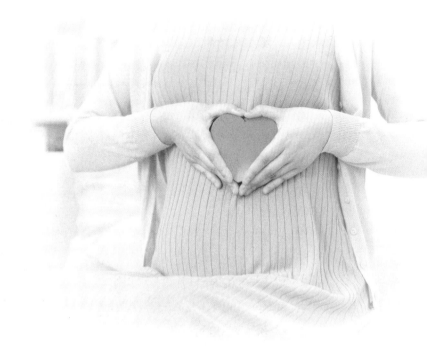

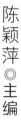
海峡出版发行集团
THE STRAITS PUBLISHING & DISTRIBUTING GROUP
福建科学技术出版社

图书在版编目 (CIP) 数据

医疗护理员职业知识与技能 . 孕产妇及新生儿卷 / 陈颖萍
主编 . —福州：福建科学技术出版社， 2023.11
ISBN 978-7-5335-7076-7

Ⅰ . ①医… Ⅱ . ①陈… Ⅲ . ①孕妇 - 护理学 - 技术培训 -
教材②产妇 - 护理学 - 技术培训 - 教材③新生儿 - 护理学 -
技术培训 - 教材 Ⅳ . ① R47

中国国家版本馆 CIP 数据核字（2023）第 138288 号

书 名	医疗护理员职业知识与技能——孕产妇及新生儿卷
主 编	陈颖萍
出版发行	福建科学技术出版社
社 址	福州市东水路76号（邮编350001）
网 址	www.fjstp.com
经 销	福建新华发行（集团）有限责任公司
印 刷	福州万紫千红印刷有限公司
开 本	720毫米×1020毫米 1/16
印 张	10
字 数	155千字
版 次	2023年11月第1版
印 次	2023年11月第1次印刷
书 号	ISBN 978-7-5335-7076-7
定 价	78.00元

书中如有印装质量问题，可直接向本社调换

本系列教材为 2018 年福建卫生职业技术学院应用技术协同创新重点项目"康养照护技术课程开发及应用"（项目编号 2018-2-1）研究成果。

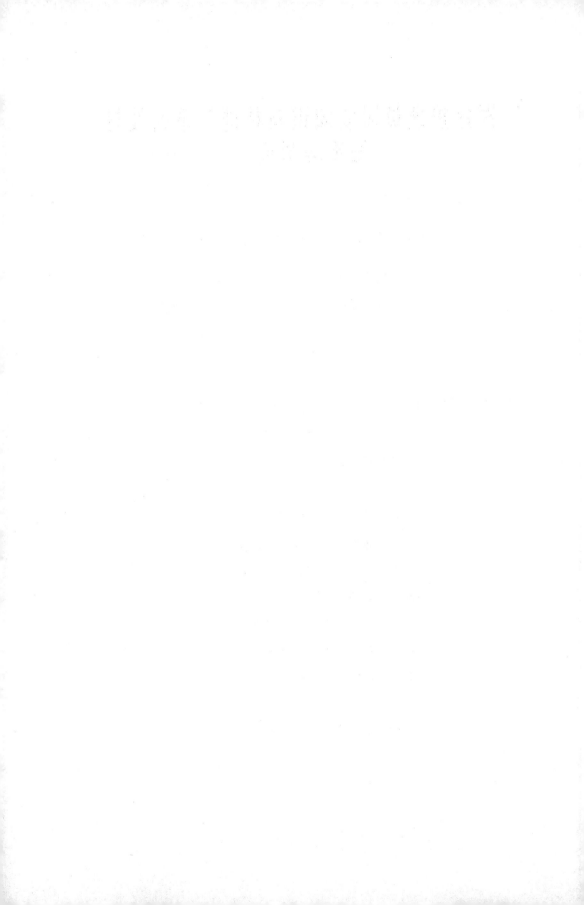

前言
PREFACE

随着社会经济的发展，民众的生活水平不断提高，越来越多的住院患者选择医疗护理员为其提供生活照护。医疗护理员是医疗辅助服务人员之一，主要从事辅助护理工作，在患者照护工作方面，其作用不可或缺。

为贯彻落实国家卫生健康委员会等5部门联合发布的《关于加强医疗护理员培训和规范管理工作的通知》（国卫医发〔2019〕49号）要求，加强医疗护理员人才队伍建设，提高从业人员对患者提供辅助护理服务的职业知识与技能，进一步提升服务质量和工作能力，编写组编写了"医疗护理员职业知识与技能"系列教材。

该教材以国家卫生健康委员会等5部门发布的《医疗护理员培训大纲(试行)》为基础编写，共三卷，分别为普通患者卷、老年患者卷和孕产妇及新生儿卷。普通患者卷包括医疗护理员的职业认知、生活照护、消毒隔离、病情观察与用药知识、康复照护、安全与急救照护及安宁疗护等内容；老年患者卷包括老年人照护岗位认知、老年人照护基础知识、老年人生活照护内容及要求、老年人常见疾病及照护要求、老年人用药照护、老年人康复照护与临终关怀等内容；孕产妇及新生儿卷包括法律法规与规章制度、产科常见疾病、产妇护理基础、正常新生儿特点、患病新生儿护理、新生儿日常照护及新生儿意外伤害的预防和应对措施等内容。

本教材通俗易懂，图文并茂，重点突出，多方位介绍医疗护理员所需基本知识和基本技能。适合用于医疗护理员、行业管理者、患者、家属和照护者使用，亦推荐作为医疗护理员规范化职业技能培训的参考教材。

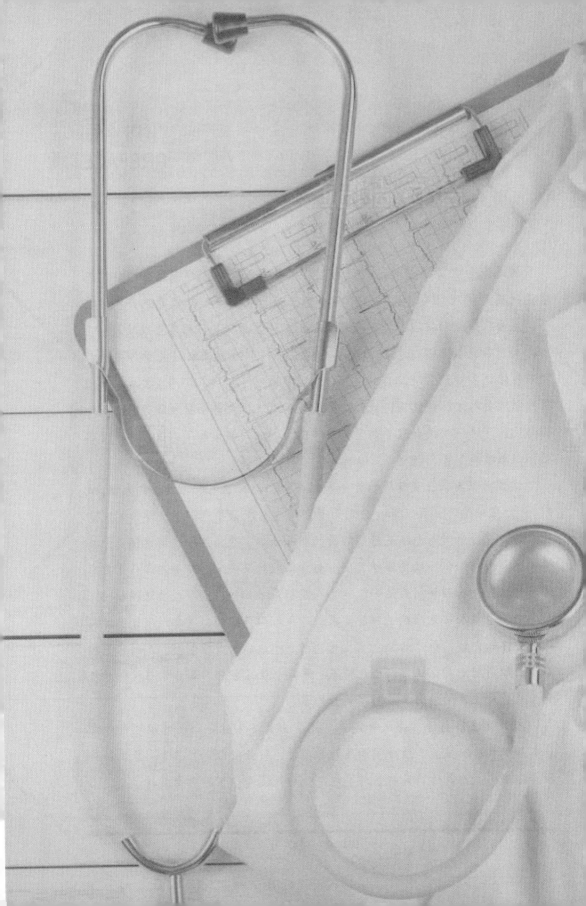

目 录
CONTENTS

1 第一章
法律法规与规章制度

第一节　中华人民共和国母婴保健法 3

第二节　综合医院产科、妇产医院、妇幼保健院
　　　　等机构的规章制度和护理员岗位职责 .. 4

　　一、综合医院产科、妇产医院、妇幼保健院
　　　　等机构工作人员的职责 4

　　二、母乳喂养常规及工作制度 7

　　三、护理员岗位职责 11

13 第二章
产科常见疾病

第一节　多胎妊娠 15

　　一、临床特点 15

　　二、照护要点 15

第二节　妊娠期高血压疾病 17

　　一、临床特点 17

　　二、照护要点 18

第三节　妊娠期糖尿病 21

　　一、临床特点 21

　　二、照护要点 21

第四节　羊水过多 24
　　一、临床特点 24
　　二、照护要点 24

第五节　羊水过少 26
　　一、临床特点 26
　　二、照护要点 26

第六节　前置胎盘 27
　　一、临床特点 27
　　二、照护要点 28

第七节　胎盘早期剥离 30
　　一、临床特点 30
　　二、照护要点 31

第八节　胎膜早破 33
　　一、临床特点 33
　　二、照护要点 33

第九节　早产 35
　　一、临床特点 35
　　二、照护要点 35

第十节　产后出血 37
　　一、临床特点 37
　　二、照护要点 38

41 **第三章**
产妇护理基础

第一节 产妇的生理、心理变化....................43

　　一、产妇的生理变化....................43

　　二、产妇的心理变化....................46

第二节 产褥期的护理 48

　　一、产褥期照护要点....................48

　　二、产后常见症状的预防和护理....................54

　　三、产后疾病预防与护理....................62

　　四、产后锻炼....................66

第三节 营养学基础知识....................69

　　一、产褥期营养膳食指导....................69

　　二、产褥期食谱....................73

77 **第四章**
正常新生儿特点

第一节 新生儿生理特点....................79

　　一、各系统生理特点....................79

　　二、特殊生理状态....................80

第二节 新生儿生长和发育....................81

　　一、体格生长发育....................81

二、行为能力发育 81

83 第五章
患病新生儿护理

第一节 新生儿黄疸 85
　　一、概述 85
　　二、胆红素脑病 85
　　三、护理措施 85

第二节 尿布疹 88
　　一、常见原因 88
　　二、护理措施 88

第三节 新生儿脐炎 89
　　一、常见原因 89
　　二、护理措施 89

第四节 婴儿湿疹 90
　　一、常见原因 90
　　二、临床表现 90
　　三、护理措施 90

第五节 新生儿便秘 91
　　一、常见原因 91
　　二、护理措施 91

第六节 新生儿腹泻 93
　　一、常见原因 93

二、护理措施 93

95 第六章
新生儿日常照护

第一节　居室环境 97
　　一、室内温湿度设置 97
　　二、新生儿房间的布置 97
　　三、光线和噪声 98
第二节　新生儿生活照护 99
　　一、衣着、新生儿包裹、睡眠、抱姿 99
　　二、眼、鼻、耳、口腔、指甲、脐部、臀部
　　　　照护 102
　　三、传统尿布和纸尿裤的使用 103
　　四、新生儿沐浴 104
　　五、新生儿抚触 108
　　六、新生儿用品清洁、消毒 112
第三节　新生儿喂养 116
　　一、母乳喂养 116
　　二、人工喂养 117
　　三、混合喂养 122
　　四、母乳喂养技巧 123
　　五、母乳喂养操作 127
　　六、母乳喂养的常见问题及处理 128

135

第七章
新生儿意外伤害的预防和应对措施

第一节　新生儿窒息 **137**

　　一、新生儿窒息的常见原因.......................137

　　二、窒息的表现.......................................138

　　三、窒息的急救.......................................139

　　四、窒息的预防.......................................141

第二节　新生儿跌落 **142**

　　一、新生儿跌落的早期判断.......................142

　　二、跌落的分级处理................................142

　　三、跌落的送医技巧................................143

　　四、跌落伤的预防.................................143

第三节　新生儿烫伤 **145**

　　一、新生儿烫伤常见原因及预防...............145

　　二、烫伤的分级处理................................145

　　三、烫伤处理的注意事项.......................146

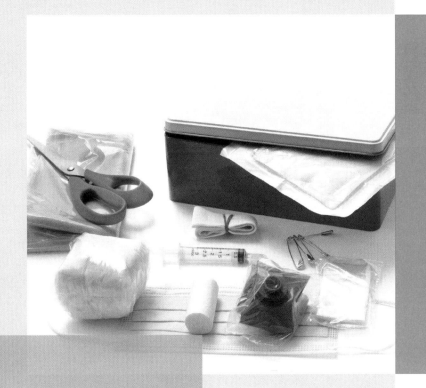

第一章
法律法规与规章
制度

第一节 中华人民共和国母婴保健法

《中华人民共和国母婴保健法》是为了保障母亲和婴儿健康，提高出生人口素质，根据宪法制定。经中华人民共和国第八届全国人民代表大会常务委员会第十次会议于 1994 年 10 月 27 日通过。自 1995 年 6 月 1 日起施行。2017 年 11 月 4 日第十二届全国人民代表大会常务委员会第三十次会议通过《中华人民共和国母婴保健法》第二次修正。

《中华人民共和国母婴保健法》（以下简称《母婴保健法》）规定，医疗保健机构应当为育龄妇女和孕产妇提供孕产期保健服务。其内容包括以下几方面：

1. 母婴保健指导

对孕育健康后代以及严重遗传性疾病和碘缺乏病等地方病的发病原因、治疗和预防方法提供医学意见。

2. 孕妇、产妇保健

为孕妇、产妇提供卫生、营养、心理等方面的咨询和指导以及产前定期检查等医疗保健服务。

3. 胎儿保健

对胎儿生长发育进行监护，提供咨询和医学指导。

4. 新生儿保健

为新生儿生长发育、哺乳和护理提供医疗保健服务。

5. 产妇育儿指导

为产妇提供科学育儿、合理营养和母乳喂养的指导。

6. 婴儿医疗保健

对婴儿进行体格检查和预防接种，逐步开展新生儿疾病筛查、婴儿多发病和常见病防治等医疗保健服务。

7. 区域检测、技术指导

省、自治区、直辖市人民政府卫生行政部门指定的医疗保健机构负责本行政区域内的母婴保健监测和技术指导。

第二节　综合医院产科、妇产医院、妇幼保健院等机构的规章制度和护理员岗位职责

一、综合医院产科、妇产医院、妇幼保健院等机构工作人员的职责

（一）　母婴同室护士工作职责

（1）责任护士热情接待新入室产妇，主动进行自我介绍、环境介绍等，使产妇及家属得到及时帮助。对产妇进行心理护理，树立母乳喂养信心。

（2）保证新生儿和母亲24h在一起，进行洗澡、医疗处置和观察时与母亲分开不能超过1h。

（3）掌握产妇的泌乳情况，保证按需哺乳。

（4）新生儿常规处置后，协助产妇开奶，向产妇及家属讲解有关母乳喂养和新生儿常规护理等知识，并及时反馈，直至掌握。

（5）禁止使用奶粉、奶瓶、奶嘴，喂养新生儿需加奶时要用小勺、小杯喂哺。

（6）按护理级别对新生儿巡视、观察，并按要求书写新生儿喂养记录。

（7）禁止给新生儿喂母乳以外的任何食物和饮料，保证纯母乳喂养。新生儿需遵医嘱给予配方奶或口服药时，责任护士必须明确其医学指征，协助产妇或家属完成，并及时反馈，注意用药后有无不良反应。

（8）严格执行探视制度，避免交叉感染。每名产妇只允许一位家属陪伴，护士有责任限制家属的探视及陪伴人数。

（9）认真做好各项常规护理工作，坚持每日晨、晚间护理，同时开窗通风。

（10）出院前向产妇及家属做好出院指导，告知母乳喂养热线、母乳喂养咨询门诊及社区支持组织。

（11）出院后责任护士定期对产妇进行电话随访，促进母乳喂养成功。

（二）　妇产科护士促进母乳喂养工作的岗位职责

（1）严格遵守有关母乳喂养的三个"十条"。

（2）参加母乳喂养培训及考核。

（3）做好母乳喂养健康教育并反馈。

（4）每1~2h巡视新生儿喂养情况，及时给予指导。

（5）熟练掌握母乳喂养相关知识，并对产妇进行指导。

（6）保证住院期间产妇纯母乳喂养率（除医学指征外）达到100%。

（7）做好产妇出院后母乳喂养支持宣传工作，责任护士及时完成出院电话随访及母乳喂养热线接听工作，并将产妇及时转给社区支持组织。

（三）　助产士促进母乳喂养工作的岗位职责

（1）严格遵守有关母乳喂养的三个"十条"。

（2）参加母乳喂养培训及考核。

（3）做好母乳喂养健康教育并反馈。

（4）分娩后1h内开始早吸吮、早接触并记录。

（5）促进住院期间产妇纯母乳喂养率（除医学指征外）达到100%。

（6）把母乳喂养的好处告诉孕产妇及家属，并进行母乳喂养体位指导，确保新生儿正确的含接姿势。

（四）　妇产科医生促进母乳喂养工作的岗位职责

（1）严格遵守有关母乳喂养的三个"十条"。

（2）参加母乳喂养培训及考核。

（3）加强孕期保健，对母乳喂养相关知识进行健康教育。

（4）把母乳喂养的好处告诉孕产妇及家属，并每天根据新生儿的出生天数给予相应喂养的指导，包括母乳喂养体位指导，确保新生儿正确的含接姿势。

（5）医生查房时对产妇乳房进行检查，并做病程记录，督促指导母乳喂养。

（6）促进住院期间产妇纯母乳喂养率（除医学指征外）达到100%。

（7）母婴分离时医生查房应嘱产妇每3h挤奶或吸奶1次，并记录于病程记录中。

（8）认真书写病历，包括有关母乳喂养记录。

（五） **儿科医生促进母乳喂养工作的岗位职责**

（1）严格遵守母乳喂养的三个"十条"。

（2）参加母乳喂养培训和考核。

（3）对产妇及家属进行母乳喂养知识和技能的宣传教育，不得向孕产妇及新生儿家庭宣传、推荐母乳代用品，不得接受母乳代用品生产者、销售者以推销为目的的馈赠。

（4）严禁使用奶瓶、奶嘴，非医学指征严禁使用代乳品，督促指导母乳喂养。

（5）执行每日查房制度。对母婴同室婴儿入室后全面查体，对产妇乳房进行检查，发现问题及时处理，并记录于病程记录中。

（6）严格掌握加奶指征，正确开具加奶医嘱并记录于病程记录中。

（7）指导母婴同室护士对新生儿的医疗、护理操作。

（8）对诊断不清、病情严重之患儿应及时转入儿科进一步治疗。

（9）对母乳喂养困难的母亲、婴儿进行评估，给予个性化的指导。出现特殊的喂养问题，例如唇腭裂、舌系带等问题，与专科医生一同给予进一步支持和指导。并对相关内容在次日及时评价，确保产妇在出院前能掌握相关知识。

（六） **预防保健科促进母乳喂养工作的岗位职责**

（1）严格遵守母乳喂养的三个"十条"。

（2）早孕建档时宣传母乳喂养的好处，帮助孕妇树立母乳喂养的信心。

（3）举办孕妇学校时，重点讲解母乳喂养的好处及意义，示教乳房护理。

（4）产妇出院后 3~7d 社区保健医生到家访视，了解母乳喂养情况，指导乳房护理及正确的哺乳方法。

（5）满月访视时，了解新生儿生长发育情况，对母乳喂养进行评价，鼓励产妇坚持母乳喂养至少 6 个月，如果有条件母乳喂养可延长至 2 周岁。

（6）对乳汁不足的产妇，帮助查找原因，使其树立信心，坚持母乳喂养。

二、母乳喂养常规及工作制度

（一）　早吸吮常规

1. 无母乳喂养禁忌证的新生儿

凡无母乳喂养禁忌证的新生儿出生后应立即彻底擦干，母婴接触至少90min，并完成第一次母乳喂养。

2. 不宜进行早吸吮的指征

（1）新生儿方面：①新生儿 Apgar 评分在 7 分以下，有产伤及其他合并症或者新生儿复苏抢救未见好转者。②吸吮、吞咽反射差者。

（2）母亲方面：①母乳喂养禁忌证者。②高危抢救的母亲。③手术麻醉未清醒者。④传染病急性期者。

3. 注意事项

（1）新生儿床要放于母亲床旁，让母亲随时可见到和触摸到新生儿。

（2）把早吸吮与吞咽情况记录于新生儿喂养记录单上。

（3）实施早吸吮过程中要注意保暖并注意识别任何危险征象。

（二）　乳房护理常规

1. 产妇母乳喂养乳房护理

（1）孕 36 周后对乳头凹陷、乳头扁平者，进行母乳喂养指导，增强母乳喂养信心。

（2）母乳喂养前检查乳头是否清洁，有污痂的用植物油浸润，清水擦拭，为早吸吮做好准备。

2. 产褥期乳房护理

（1）用清水擦拭乳房，切忌用肥皂、乙醇等清洗乳房，新生儿哺乳后可挤出少许母乳涂抹在乳头上待自然干燥，以预防发生乳头皲裂。

（2）责任护士对产妇进行正确的哺乳姿势和含接姿势指导。

（3）建议产妇穿着哺乳胸罩，托起乳房，增加舒适度。

（4）乳头皲裂者，除每次哺乳后挤出少许乳汁涂抹在乳头上待自然干燥，建议先喂健侧，再喂患侧。

（三）　母乳储存原则

（1）指导家长洗净双手，清洁乳头后将母乳挤入已消毒的容器内（母乳储存袋），并在容器外注明母亲或新生儿姓名、挤奶日期及时间。

（2）母婴分离时，住院期间责任护士协助产妇定时正确挤奶，及时送奶。产妇如已返回家中，可将容器放入冰箱冷冻室，待冻结后放入有冰块的保温桶内，送往儿科病房。

（四）　配奶区管理制度

（1）保持室内空气清新与流通，每天开门、窗通风 2~3 次，每次15~30min。室内温度 24~26℃，相对湿度 55%~60%。每日采用紫外线灯照射消毒 2 次并登记。配奶区台面和地面每日用消毒剂擦拭 2 次。

（2）配奶区工作人员必须严守工作纪律，严格无菌操作，具备良好的业务素质。

（3）配奶工作由护士负责完成，配奶前应戴口罩并规范清洗双手，配奶过程中疑有手污染时应及时清洗双手，配奶时应遵守无菌操作规程，保持配奶区的清洁。

（4）奶瓶、奶嘴、奶具按要求进行清洁消毒。由护士每日进行数量清点及有效期检查。①奶瓶、奶嘴：使用后进行初步清洗，送至消毒供应中心高压灭菌。灭菌后奶瓶及时规范地放置于无菌物品存放柜中，以防污染。②奶具：护士每日进行数量清点及有效期检查。使用后进行初步清洗，送至消毒供应中心高压灭菌，灭菌后奶具及时规范地放置于无菌物品存放柜中，以防污染。③配奶：用温开水配奶。应保证使用烧开的水且每日更换。④配制后奶液：应尽量做到现配现喂。

（五）　奶瓶、奶嘴、奶具的清洗、消毒制度

（1）奶瓶、奶嘴、奶具必须做到一人一用一灭菌。灭菌后奶瓶、奶嘴、奶具存放于病房的无菌物品柜内。

（2）使用前认真检查消毒指示卡是否变色、是否在有效期内、外包装有无破损和潮湿。

（3）打开包装后检查奶瓶有无破损和裂纹、奶嘴有无破损、奶孔是否过大，以免出现新生儿呛咳。

（4）使用后的奶瓶、奶嘴及奶具及时收回。收回的奶瓶、奶嘴、奶具，清洗至无奶渍，晾干送消毒供应中心高压蒸汽灭菌。

（5）消毒供应中心负责每季度对灭菌后的奶瓶、奶嘴、奶具进行采样监测及记录。

（六） 配奶流程

（1）护士专人配奶，负责管理奶粉柜钥匙，并与小／大夜班进行交班。

（2）配奶前洗手、戴口罩和帽子，清洁配奶区台面。

（3）使用速干手消毒液揉搓双手，准备好奶粉筒（检查有效期）、量具。有医学指征人工喂养需用奶瓶时，备好消毒奶瓶并核对有效期。

（4）打开奶粉筒盖、量具、奶瓶外包皮，检查奶嘴有无破损，奶孔是否过大。

（5）将温开水（40℃左右）按配奶量倒在有刻度的消毒容器中。

（6）将奶粉按比例放入消毒容器中进行充分摇匀。

（7）将配制好的奶液放入奶具中。

（8）收拾用物，擦桌面，用速干手消毒液消毒双手。

（9）所有奶液应现用现配。

（七） 母乳代用品管理及使用制度

为促进母乳喂养，保护母亲和婴儿身心健康，根据《母婴保健法》，参照我国《国家母乳代用品管理办法》，制订本制度。

（1）母乳代用品必须是符合《中华人民共和国食品卫生法（试行）》《婴幼儿食品国家标准》《食品标签通用标准》以及国家有关法律、法规和规章的规定。

（2）合理评估对母乳代用品的需求，科学管理、储存、分发和使用。

（3）有医学指征的新生儿，需要添加配方奶时，要遵循医嘱。在医疗文书中记录医学指征，以及使用配方奶的数量和次数。

（4）所需奶粉由总务处营养部从零售渠道（商场或超市）购买并管理，购物小票和发票分别由奶粉管理者和财务科装订保存，产科、儿科合理领用、登记并进行电脑计费。

（5）配方奶现用现配，清洁配制，用小勺喂养。

（6）积极宣传母乳喂养，为孕产妇、婴儿母亲及其家庭成员提供母乳喂养指导和帮助。在产科、儿科和保健科的门诊、护理单元、候诊区和公共区域展示宣传母乳喂养好处的内容,严禁科室内粘贴母乳代用品销售广告和宣传资料。

（7）严禁接受母乳代用品生产者、销售者赠送的产品、礼品、样品,以及产品展示、积分回馈、发放产品宣传资料等,严禁接受低于市场价出售的母乳代用品等。

（8）严禁医疗机构及其医务人员通过医疗服务为奶粉生产、经营企业推销其产品并从中获利。

（9）严禁向外提供孕产妇、婴儿母亲及其家庭成员的联系方式。

（10）医务处、护理部对母乳代用品的使用管理进行监督,不定期检查,并将检查结果全院通报,对违反管理规定的科室及人员进行相应的处罚。

（八） 代乳品领取制度

（1）产科、儿科医务人员必须遵守促进母乳喂养的规章制度,大力宣传和执行有关促进母乳喂养的国际规定。

（2）产科、儿科新生儿只有在有医学指征的情况下,由儿科医生开具医嘱,才可添加代乳品或其他饮料。

（3）住院期间需人工喂养的新生儿,由儿科提交使用需求,医院营养室统一采购,开具正规超市发票并交医院财务处保存。

（4）产科母婴同室用代乳品均需从新生儿科领取,产科不允许自购代乳品,如有需求向儿科提出申请,双方需在领取交接记录单上签字。

（5）新生儿重症监护病房（NICU病房）如需足月儿代乳品,也可向新生儿病房提出申请,双方需在领取交接记录单上签字。

（6）营养室配送母乳代用品时,需领取科室签字;领取科室需提供接收、领取记录单,并进行双签字。

（7）使用中的代乳品需要遮挡外包装,禁止推荐代乳品品牌。

（8）产科、儿科使用代乳品后进行电脑计费,执行科室为营养室。

（9）严禁医务人员接受销售者为推销产品而给予的馈赠和或低价购买生产者用来促销的代乳品。

（10）加强产科、儿科的管理与监督,严格执行母乳喂养的相关规定,确保爱婴措施落实到位。

三、护理员岗位职责

（1）母婴护理人员应经过正规和严格的培训，具备专业知识和技能，胜任母婴护理工作。

（2）母婴护理人员应依据所学专业知识，为孕产妇提供卫生、营养、心理等方面的指导和护理。

（3）母婴护理人员应依据所学专业知识，为产妇提供科学育儿、合理营养、母乳喂养的指导和护理。

（4）母婴护理人员应积极接受各级相关部门组织的培训，以利于提高母婴护理水平。

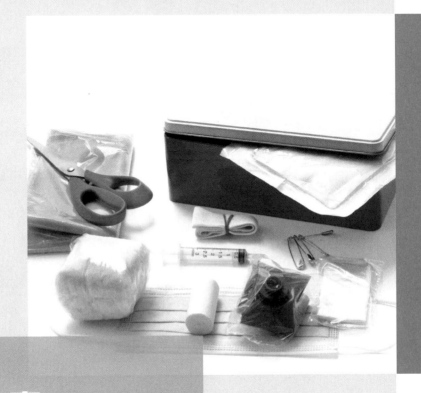

第二章
产科常见疾病

第一节 多胎妊娠

一次妊娠同时有两个或两个以上胎儿者称为多胎妊娠,其中以双胎妊娠最多见。本节我们主要讲述双胎妊娠。

一、临床特点

(一) 影响因素

孕妇及其丈夫的家族中有多胎妊娠史,孕妇的年龄越大、胎次越多,发生双胎的机会越多。还有为孕前使用促排卵药。

(二) 分类

双胎妊娠分为单卵双胎和双卵双胎两种。

(三) 临床表现

(1)症状:早孕反应重,子宫增大速度比单胎快,呼吸困难、下肢静脉曲张、水肿等压迫症状明显。孕妇自诉多处有胎动,部位不固定且胎动频繁。

(2)腹部检查:宫底高度及腹围大于孕周,可触及两个胎头及多个肢体,在腹部的不同部位可听到两个胎心音,两者速率相差 > 10 次 /min。

二、照护要点

(一) 心理护理

提供心理支持,帮助孕妇完成角色的转变,接受成为两个孩子母亲的事实。告诉孕妇双胎妊娠虽属高危妊娠,但不必过分担心母儿的安危,鼓励积极配合各项处理。

(二) 一般护理

注意休息,左侧卧位,抬高下肢,减轻下肢水肿。加强孕期营养,注意补充铁、钙、叶酸、维生素等,以满足两个胎儿生长发育的需求。

（三）　病情观察

增加产前检查次数，有异常随时就诊。

（四）　分娩期护理

（1）临产后注意观察产程进展，听诊胎心音。做好抢救新生儿准备。如出现宫缩乏力、胎儿窘迫应及时报告医生。

（2）防止产后出血，腹部放置沙袋（冰袋）并用腹带包裹，防止腹压骤降引起产后休克。

（3）双胎妊娠若系早产儿，应加强对早产儿观察和护理。

（五）　健康教育

孕妇应注意休息，左侧卧位，抬高下肢，减轻下肢水肿。产妇应注意阴道流血和子宫复旧情况，防止产后出血。指导母乳喂养。

第二节　妊娠期高血压疾病

妊娠期高血压疾病是妊娠期特有的疾病，我国发病率为 9.4% 。是目前孕产妇及围生儿死亡的重要原因之一。

一、临床特点

（一）　病因

高危因素有年龄小于 18 岁或超过 40 岁的年轻初孕妇或高龄初孕妇；子宫张力过高（如多胎妊娠、羊水过多、糖尿病巨大儿及葡萄胎等）；妊娠期高血压病史及家族有高血压史；体形矮胖；寒冷季节或气温变化过大时；精神过度紧张或受刺激使中枢神经功能紊乱；营养不良（如贫血、低蛋白血症者）等。病因学院尚未阐明，考虑与异常滋养层细胞侵入子宫肌有关。

（二）　病理

（1）全身小动脉痉挛，导致周围循环阻力增加，血压升高。

（2）肾小球通透性增加，造成蛋白尿。毛细血管内皮细胞损伤，血管通透性增加造成水肿。全身各组织器官缺血、缺氧，表现为脑水肿、脑出血、心力衰竭、肺水肿、肝出血、肝坏死、肾衰竭、胎盘功能低下、胎盘早剥、凝血功能障碍以及视网膜水肿、渗血、剥离等。

（三）　临床表现

1. 妊娠期高血压

妊娠 20 周后出现血压 ≥ 140/90mmHg，妊娠期首次出现，并于产后 12 周恢复正常；尿蛋白（－）；产后方可确诊。

2. 子痫前期

轻度：血压 ≥ 140/90mmHg，孕 20 周以后出现；尿蛋白 ≥ 300mg/24h 或（＋）。可伴有上腹不适、头痛等症状。

重度：血压 ≥ 160/110mmHg；尿蛋白 ≥ 5.0g/24h 或（＋＋＋）；持续性头痛

或其他中枢神经系统异常或视觉障碍；肝功能损害、肾功能损害、肺水肿、血小板减少等。

3. 子痫

子痫前期孕妇抽搐不能用其他原因解释。

子痫发作典型表现为先出现眼球固定、瞳孔散大、头扭向一侧、牙关紧闭，继而口角及面部肌肉开始抽动，数秒后双臂屈曲、双手紧握、肌肉强直，继之全身及四肢强烈抽动，持续 1~2min。抽搐时面色青紫、意识丧失、无呼吸，然后抽搐停止，呼吸恢复，重者可陷入昏迷。

子痫分产前子痫、产时子痫、产后子痫，以产前子痫多见。

4. 慢性高血压并发子痫前期

慢性高血压孕妇妊娠前无尿蛋白，妊娠 20 周后出现尿蛋白 ≥ 300mg/24h；或妊娠前有蛋白尿，妊娠后蛋白尿增加或血压进一步升高或出现血小板减少，或出现中枢神经系统异常或视觉障碍，或出现肝功能损害、肾功能损害、肺水肿等。

5. 妊娠合并慢性高血压

妊娠 20 周前 BP ≥ 140/90mmHg，妊娠期无明显加重；或妊娠 20 周后首次诊断高血压并持续到产后 12 周以后。

二、照护要点

(一)　心理护理

保持心情愉快，精神放松。跟孕妇说明该病的病理变化是可逆的，产后多能恢复正常，增强信心，鼓励主动配合治疗。

(二)　妊娠高血压孕妇的护理

（1）休息：保证充足睡眠（每日 10h），左侧卧位，抬高下肢以促进血液回流，减轻水肿。

（2）间断吸氧：以增加血氧含量，改善全身重要脏器和胎盘的氧供。

（3）饮食：高蛋白、高维生素及微量元素饮食，严重高血压限制食盐摄入。

（4）密切监测母儿状况：监测孕妇血压、体重、尿蛋白，检查眼底情况。监测胎心率与胎动，必要时进行 B 超检查或电子胎心监护。

（三）　子痫前期护理

（1）一般护理：置孕妇于单间暗室，保持安静，避免声、光刺激。各项护理操作应相对集中，动作轻柔，以免诱发抽搐。

（2）密切监测母儿情况：监测孕妇血压、体重、尿蛋白，检查眼底情况。监测胎心率与胎动，必要时进行 B 超检查或电子胎心监护。

（3）用药护理：硫酸镁止痉（预防子痫发作），硫酸镁使用不当易引起中毒，首先表现为膝反射消失，继之可出现全身肌张力减退及呼吸抑制，严重者心搏骤停。

（四）　子痫护理

（1）控制抽搐：硫酸镁止痉，地西泮镇静等。

（2）避免刺激：置孕妇于单间暗室，保持安静，避免声、光刺激。各项护理操作应相对集中，动作轻柔，以免诱发抽搐。

（3）专人特护，防止受伤：①抽搐发作时，床边加床挡以防坠伤。②保持呼吸道通畅，吸氧。③用开口器或缠有纱布的压舌板置于上下磨牙间。④用舌钳固定舌头以防唇舌咬伤或舌后坠阻塞呼吸道。⑤昏迷孕妇应禁食、禁水，取头低侧卧位，随时吸出咽喉部黏液及呕吐物，防止窒息或吸入性肺炎。

（4）严密观察病情变化：密切观察孕妇生命体征、神志、尿量等的变化，及早发现脑出血、肺水肿、急性肾衰竭。

（5）做好终止妊娠的准备：及时发现产兆，做好母子抢救的准备。

（五）　分娩期护理

（1）终止妊娠：重度子痫前期，妊娠 < 26 周，治疗效果不佳者。>26 周根据母胎情况及当地母儿诊治能力决定是否期待治疗。> 28 周者经治疗效果不佳的给予促胎儿肺部成熟后终止妊娠。> 34 周者可终止妊娠。> 37 周者应终止妊娠。

（2）分娩：阴道分娩者严密观察产程进展，尽量缩短第二产程。预防产后出血，但应禁用麦角新碱。剖宫产者做好术前和术后护理。

（六）　产褥期护理

重度子痫孕妇产后应继续使用硫酸镁 24~48h 预防产后子痫。特别是产后

3~6d 内，仍可能发生子痫，因此环境要安静，监测血压变化，注意子宫收缩和阴道出血情况。

（七）　健康教育

（1）加强妊娠期保健，定期产前检查，发现异常及时处理。

（2）进食富含蛋白质、维生素、铁、钙的食物及新鲜蔬果，孕 20 周起每日补钙 1~2g，减少动物脂肪及过量食盐的摄入，可有效降低妊娠期高血压疾病的发生率。保证充足的休息时间和愉快的心情，坚持左侧卧位以增加胎盘绒毛的血供。

第三节　妊娠期糖尿病

糖尿病是一组以慢性血糖水平升高为特征的全身性代谢性疾病，因胰岛素绝对或相对不足而引起糖、脂肪和蛋白质代谢紊乱。

一、临床特点

（一）　分类

妊娠合并糖尿病有两种情况，一种为孕前糖尿病的基础上合并妊娠，又称糖尿病合并妊娠；另一种为妊娠前糖代谢正常，妊娠期才出现的糖尿病，称为妊娠期糖尿病。

（二）　糖尿病与妊娠的相互影响

（1）妊娠分娩对糖尿病的影响：妊娠可使患有糖尿病的孕妇病情加重，分娩期、分娩后易发生低血糖。

（2）糖尿病对妊娠的影响：①对母体的影响有糖尿病妇女的受孕率低，流产、羊水过多、妊娠期高血压疾病、难产、产后出血发生率均明显增高。易合并感染，以泌尿系统感染最常见。②对胎儿、新生儿的影响有巨大儿、胎儿生长受限、早产、胎儿畸形发生率均明显增高。新生儿易发生呼吸窘迫综合征、低血糖，严重时危及新生儿生命。

（三）　临床表现

绝大多数表现为"三多一少"症状，即多饮、多食、多尿、体重下降，经常感到全身乏力、外阴阴道瘙痒等。此外应注意评估糖尿病孕妇有无并发症，如低血糖、高血糖、妊娠期高血压疾病、酮症酸中毒、羊水过多、感染等。

二、照护要点

（一）　心理护理

孕产妇担心妊娠失败、婴儿死亡或畸形。应表示理解、同情，增强孕产妇信心，使其配合治疗。

（二）　治疗配合

1. 妊娠期护理

（1）控制饮食：妊娠糖尿病患者妊娠期血糖应控制在餐前血糖值 ≤ 5.3 mmol/L 及餐后 2 小时血糖值 ≤ 6.7mmol/L；夜间血糖 ≥ 3.3 mmol/L；妊娠期糖化血红蛋白 < 5.5%。经过饮食和运动管理，妊娠期血糖达不到上述标准时，应及时加用胰岛素或口服降糖药物进一步控制血糖。

（2）适度运动：每日至少 1 次，每次 20~40min，于餐后 1h 进行。

（3）合理用药：对饮食、运动治疗不能控制的糖尿病孕妇，遵医嘱应用药物控制血糖，以避免低血糖、酮症酸中毒的发生，胰岛素是主要的治疗药物。

（4）产前检查：增加产前检查次数。

（5）胎儿监护：①定期 B 超检查，确定有无胎儿畸形，监测胎头双顶径、羊水量、胎盘成熟度等。②指导孕妇胎动计数。③胎盘功能检查。④胎儿电子监护，妊娠 32 周起，每周进行 1 次无应激试验（NST），36 周后每周 2 次，了解胎儿宫内储备能力。

2. 分娩期

（1）分娩时机：在确保母儿安全前提下，尽量将终止妊娠的时间推迟至预产期或临近预产期终止妊娠。

（2）分娩方式：胎儿发育正常，宫颈条件好，则阴道分娩；巨大儿、胎盘功能不良、糖尿病病情严重、胎位异常或其他产科指征者选择剖宫产术。引产或剖宫产前按医嘱静脉滴注地塞米松 10~20mg，连用 2d，促进胎儿肺发育成熟。

（3）分娩期监护：分娩期随时监测血糖、尿糖和尿酮体，密切监测宫缩、胎心变化，避免产程延长。

（4）预防低血糖：应在 12h 内结束分娩，产程 > 16h 易发生酮症酸中毒、遵医嘱按每 4g 糖加 10U 胰岛素比例进行补液，产后 24h 内用原用量的 1/2，48h 减少至原用量的 1/3，血糖低于 5.1mmol/L 或发现出汗、脉搏快等症状，应给糖水并通知医生。

（5）预防产后出血和感染：胎肩娩出时，给缩宫素 20U 肌内注射。保持腹部及会阴伤口清洁，适当推迟创口拆线时间。

3. 新生儿护理

无论新生儿体重多少均按高危新生儿提供护理，注意观察有无并发症。新生儿出生时应取脐血检测血糖。新生儿娩出 30min 开始定时滴服 25% 葡萄糖液，必要时静脉缓慢滴注 25% 葡萄糖液 30~40ml(每分钟 10~15 滴)，防止低血糖发生，多数新生儿出生后 6h 内血糖恢复至正常值。

（三）　健康教育

（1）教会孕妇自我监测血糖的方法以及结果的意义。空腹血糖正常的妊娠期糖尿病孕妇，产后 6~12 个月做口服葡萄糖耐量（OCTT）检查，若异常则可能是产前漏诊的糖尿病。妊娠期糖尿病孕妇一半以上会在将来的 20 年内成为 2 型糖尿病病人，告知孕妇定期（一般 3 年 1 次）进行尿糖和血糖测定。

（2）有恶露增多，恶露不净时及时就诊，产后应长期避孕。提供母乳喂养知识的指导。

第四节　羊水过多

妊娠期羊水量超过 2000ml 者称羊水过多。

一、临床特点

（一）　病因

胎儿中枢神经系统或消化系统畸形、多胎妊娠、胎盘异常、母儿血型不合、母体疾病（妊娠合并糖尿病、妊娠期高血压疾病）。

（二）　临床表现

（1）症状：孕妇出现呼吸困难、心悸气短、腹壁胀痛、下肢水肿等压迫症状。子宫过度膨胀可引发早产、妊娠期高血压疾病；子宫肌纤维伸展过度可造成宫缩乏力、产程延长、产后出血；破膜后羊水流出过速可诱发胎盘早剥、脐带脱垂、休克等。

（2）腹部检查：检查见腹壁紧张发亮，宫底高度及腹围明显大于孕周，宫壁张力大，液体震荡感明显，胎位触不清，胎心遥远或听不到。

二、照护要点

（一）　心理护理

主动、耐心与孕妇及家属交谈，使他们了解胎儿畸形的原因。多给予心理安慰，提供必要的护理支持，促使他们主动配合治疗及护理。

（二）　一般护理

注意休息，采取左侧卧位，抬高下肢。可取半卧位。减少增加腹压的活动，以减轻压迫症状，预防胎膜早破和早产。指导孕妇适当低盐饮食，多食蔬菜水果，保持大便通畅。每日吸氧 1~2 次，每次 30min，以改善缺氧症状。

（三）　病情监测

妊娠期定时产检，监测产程进展；胎儿娩出后立即按摩子宫并用宫缩剂，以预防产后出血；畸形胎儿送病理检查以明确诊断。

（四）　药物治疗

吲哚美辛抑制胎儿排尿。

（五）　治疗配合

症状严重的给予羊膜腔穿刺放羊水护理，配合医生完成羊膜腔穿刺，控制羊水流出速度不超过 500ml/h，一次放羊水量不超过 1500ml。协助做好术前准备，严格无菌操作。

（六）　健康教育

指导孕妇勿刺激乳头。勿刺激乳头，禁止性生活，以免诱发早产。减少咳嗽、水肿等增加腹压的活动，以防胎盘早破。

第五节　羊水过少

妊娠晚期羊水量少于 300ml 者称羊水过少。

一、临床特点

（一）　病因

胎儿泌尿系统畸形、胎盘功能减退、母体疾病（脱水、胎膜早破）。

（二）　临床表现

（1）症状：胎动时感觉腹痛，子宫敏感，易宫缩。宫口扩张缓慢，产程延长。

（2）体征：腹围、宫高小。胎儿触诊明显。破膜羊水少。

二、照护要点

（一）　心理护理

主动、耐心与孕妇及家属交谈，使他们了解胎儿畸形的原因。多给予心理安慰，提供必要的护理支持，促使她们主动配合治疗及护理。

（二）　病情观察

检查宫高、腹围和体重。监测胎心、胎动、宫缩及胎盘功能，及时发现并发症。

（三）　保守治疗

胎儿无畸形，行保守期待疗法。给予羊膜腔灌注。

（四）　终止妊娠

近足月可终止妊娠。

（五）　健康教育

左侧卧位，改善胎盘血供。避免胎膜早破。

第六节 前置胎盘

正常胎盘附着于子宫体部的后壁、前壁或侧壁。若妊娠28周后若胎盘附着于子宫下段，甚至胎盘下缘达到或覆盖宫颈内口处，位置低于胎儿的先露部，称为前置胎盘。前置胎盘是妊娠晚期出血的主要原因之一，严重威胁母儿生命安全。

一、临床特点

（一） 病因

病因目前尚未明确，可能与以下因素有关。

（1）子宫内膜炎症、损伤：多次刮宫、多产、产褥感染。

（2）胎盘异常：双胎、副胎盘时胎盘面积过大是前置胎盘的高危因素。

（3）其他：受精卵滋养层发育迟缓。

（二） 分类

根据胎盘下缘与子宫颈内口的关系，前置胎盘分为以下3种类型。（图2-1）

（1）完全性前置胎盘：颈内口全部为胎盘组织所覆盖，又称中央性前置胎盘。

（2）部分性前置胎盘：宫颈内口部分为胎盘组织覆盖。

（3）边缘性前置胎盘：胎盘附着于子宫下段，其边缘到达宫颈内口，覆盖宫颈内口。

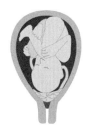
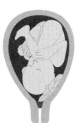
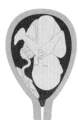

完全性前置胎盘　　部分性前置胎盘　　边缘性前置胎盘

图2-1 前置胎盘类型

（三）　临床表现

前置胎盘的主要症状是妊娠晚期或临产时发生无诱因、无痛性、反复阴道出血。

二、照护要点

（一）　心理护理

向孕妇及家属讲解相关知识，提供心理安慰，鼓励家属给予精神支持，允许家属陪护。

（二）　一般护理

（1）绝对卧床休息，左侧卧位，避免各种刺激。指导孕妇加强营养，多食高蛋白及含铁丰富的食物，必要时遵医嘱口服铁剂或输血以纠正贫血。

（2）加强会阴护理，保持会阴清洁、干燥，防止逆行感染。

（三）　期待疗法护理

阴道出血不多，全身情况好，妊娠不足34周者，可在保证孕妇安全的前提下使胎儿能达到或接近足月，从而提高胎儿成活率。

（1）减少刺激，防止出血。绝对卧床休息，禁止阴道检查及肛查，腹部检查动作须轻柔，避免各种刺激，以减少出血机会。

（2）严密观察宫缩、阴道流血及生命征。

（3）定时间断吸氧。

（4）及时发现和纠正胎儿窘迫。

（5）预防感染。

（6）抑制宫缩、制止出血、镇静。

（四）　终止妊娠

对大出血或出血量虽少，但妊娠已近足月或已临产者，应选择最佳方式终止妊娠。剖宫产术是目前处理前置胎盘的主要手段。34周前应给予地塞米松促进胎儿肺成熟。

（五） 产后护理

观察子宫复旧、阴道出血、恶露情况。预防产后出血，预防感染。

（六） 健康指导

指导妇女做好计划生育，避免多产、多次刮宫导致子宫内膜损伤或子宫内膜炎。摄入富含铁、蛋白质、维生素的饮食，以纠正贫血，增强抵抗力。注意外阴清洁，防止产后感染。

第七节　胎盘早期剥离

　　妊娠 20 周后或分娩期，正常位置的胎盘在胎儿娩出前，部分或全部从子宫壁剥离，称为胎盘早期剥离，简称胎盘早剥，是妊娠晚期的一种严重并发症，往往起病急，进展快，如不及时处理，可威胁母儿生命。

一、临床特点

（一）　病因

　　（1）血管病变：妊娠期高血压疾病、慢性肾炎等。

　　（2）机械性因素：腹部受到撞击、挤压、摔伤、外转胎位术等。

　　（3）子宫腔内压力骤降：如羊水过多破膜时羊水急速流出，双胎妊娠第一个胎儿娩出过快。

　　（4）子宫静脉压突然升高：孕妇长时间仰卧位，蜕膜破裂。

　　（5）其他：高龄、吸烟、子宫肌瘤。

（二）　病理与类型

　　主要病理变化是底蜕膜出血，可分 3 种类型：显性出血、隐性出血、混合性出血。（图 2-2）

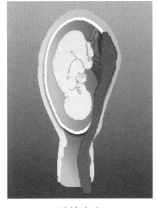
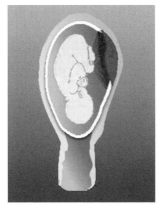
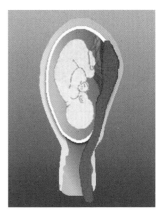

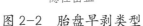

显性出血　　　　　　　　隐性出血　　　　　　　　混合性出血

图 2-2　胎盘早剥类型

子宫胎盘卒中：隐性胎盘早剥当胎盘后积血较多时，局部压力增大，血液向子宫肌层浸润，甚至达浆膜下，引起肌纤维分离，断裂、变性，子宫表面可呈现紫蓝色瘀斑，尤其在胎盘附着处更为显著，称为子宫胎盘卒中。可影响子宫收缩，导致产后出血，尤其合并弥散性血管内凝血时，更容易出现难以纠正的产后出血和急性肾衰竭。

（三）　临床表现

妊娠晚期或分娩期突然发生腹部持续性疼痛，伴有或不伴有阴道流血是胎盘早剥孕妇的主要症状。

二、照护要点

（一）　心理护理

稳定孕妇及家属的情绪，介绍病情及采取的治疗措施，解答疑问，精神安慰，鼓励增强信心，积极配合治疗。对胎儿死亡甚至遭受子宫切除的孕妇，应表示同情、理解，多陪伴孕妇，消除心理障碍，使其尽快走出阴影，接受现实，恢复正常心态。

（二）　一般护理

嘱孕妇取左侧卧位休息，吸氧，提高胎儿的血氧供应。

（三）　严密观察病情，防治并发症

如发现孕妇皮下黏膜或注射部位出血、子宫出血不凝，有尿血、咯血及呕血等现象应考虑凝血功能障碍；孕妇尿少或无尿，应警惕急性肾衰竭，立即报告医生并积极配合抢救，进行胎心监护。

（四）　纠正休克

严密观察生命体征如出现休克征象，立即配合医生抢救。做好输血和切除子宫的护理配合。

（五）　终止妊娠

有胎儿窘迫征象经处理不见好转者，立即做好剖宫产准备。

（六）　预防产后出血

胎儿娩出后遵医嘱及时给予宫缩剂，按摩子宫，预防产后出血。如发生子宫胎盘卒中，经按摩子宫、注射子宫收缩剂后仍松弛不收缩，切除子宫。

（七）　产褥期护理

注意休息，加强营养，促使身体早日康复。保持外阴清洁，预防感染。死胎者指导退乳，如用生麦芽饮代替汤食。

第八节　胎膜早破

胎膜早破是指临产前胎膜自然破裂。发生率为 2.7%~7%。可引起早产、胎盘早剥、羊水过少、脐带脱垂及宫内感染。

一、临床特点

（一）　病因

（1）生殖道上行感染：如胎膜炎。

（2）宫颈口松弛：羊膜嵌入且易受感染。

（3）羊膜腔压力增高：多胎妊娠、羊水过多。

（4）胎膜受力不均：胎位不正、胎先露高浮。

（5）其他：妊娠晚期性生活、创伤。维生素及微量元素缺乏。

（二）　对母儿的影响

可导致早产、胎盘早剥、胎儿窘迫、脐带脱垂及宫腔感染。

（三）　临床表现

（1）症状：孕妇突感阴道有不能自控的较多液体流出，咳嗽、用力时流液增多。

（2）体征：阴道检查时触不到羊膜囊，上推先露部流液量增多。

二、照护要点

（一）　心理护理

将分娩中可能发生的问题、处理措施和注意事项及时告知产妇及家属，取得他们的理解和配合。给予精神安慰，提供优质护理服务，缓解焦虑，促进舒适。

（二）　一般护理

嘱胎膜早破胎先露未衔接的产妇及时住院，应绝对卧床休息，采取头低臀高左侧卧位为宜，每日清洁会阴两次。

（三）　病情观察

注意胎心率监测，定时观察羊水性状、颜色、气味等。确定有无脐带脱垂、临产、感染等征兆，发生脐带脱垂应在数分钟内结束分娩。

（四）　治疗配合

（1）期待疗法：28~35 孕周的胎膜早破者，不伴感染者，住院待产，抑制宫缩，绝对卧床。必要时遵医嘱给地塞米松 10mg 肌内注射，促进胎儿肺成熟，并做好早产儿的抢救和护理准备。其间保持外阴清洁，会阴擦洗每日 2 次；尽量避免阴道检查，破膜 12h 按医嘱使用抗生素。

（2）终止妊娠：胎龄 < 28 周，> 35 周选择终止妊娠方法，若伴感染、胎儿窘迫、脐带脱垂立即终止妊娠。

（五）　健康教育

加强围生期卫生宣教与指导，嘱孕妇妊娠后期禁止性交，避免负重和腹部受撞击；头盆不称、胎位异常的孕妇提前住院待产；告知孕妇一旦破膜应立即平卧并抬高臀部，禁止直立行走，尽快住院。注意补充维生素及微量元素；防止阴道炎症。告知宫颈内口松弛者，于妊娠 14~16 周行宫颈环扎术。

第九节 早产

早产是指妊娠满 28 周至不满 37 足周之间分娩者。此时娩出的新生儿称早产儿，出生体重多不足 2500g，各器官发育尚不成熟，为新生儿死亡的主要原因之一。

一、临床特点

（一）病因

（1）孕妇因素：孕妇合并急慢性疾病，如妊娠高血压、心脏病、贫血；生殖器官异常，如感染、宫颈口松弛、子宫畸形、子宫肌瘤；外伤史、过度疲劳、严重的精神创伤等。

（2）胎儿、胎盘因素：如前置胎盘、胎盘早剥、胎儿窘迫、胎膜早破、羊水过多、多胎妊娠等。

（二）临床表现

妊娠不满 37 周出现规律宫缩，伴宫颈管消退及宫颈扩张，可诊断为早产临产。

二、照护要点

（一）心理护理

多陪伴孕妇，介绍早产的相关知识，提供充分的心理支持，减轻孕妇及家属的焦虑，消除其内疚感。帮助孕妇尽快适应早产儿母亲的角色。

（二）预防早产

加强孕期保健预防早产，加强营养，避免创伤，保持身心健康；妊娠晚期禁止性交及重体力劳动，多取左侧卧位休息；积极治疗妊娠并发症、生殖道感染，宫颈松弛者14~18周行宫颈环扎术。

（三）　用药护理

遵医嘱应用宫缩抑制剂。如利托君、硫酸镁、钙离子拮抗剂、前列腺素合成酶抑制剂等。用药期间注意观察孕妇生命征、血氧饱和度及其他的药物副作用。

（四）　胎儿监护及护理

严密观察宫缩、胎心音及产程进展。不可避免早产时给予地塞米松促胎儿肺成熟。

（五）　终止妊娠

早产不可避免时做好终止妊娠的准备。产程中常规给产妇吸氧，严密观察宫缩及胎心音，并做好抢救新生儿的准备。分娩时协助行会阴切开术，防止早产儿颅内出血发生。

（六）　加强早产儿护理

常规给予早产儿肌注维生素 K_1 防止颅内出血。准备好早产儿复苏、保暖准备。

（七）　健康教育

保证充足的休息和睡眠时间，加强营养；积极治疗诱因，预防早产。

第十节　产后出血

胎儿娩出后 24h 内失血量超过 500ml，剖宫产超过 1000ml 者为产后出血。是分娩期严重的并发症，是产妇死亡的重要原因之一，产后出血主要发生在产后 2h 内。

一、临床特点

(一)　病因

（1）子宫收缩乏力：是产后出血最常见的原因之一，占 70%~80%。恐惧、紧张、产妇力竭、慢性全身性疾病、产程延长、多胎、羊水过多、子宫肌瘤以及滥用镇静剂、麻醉剂等都可致子宫收缩乏力。

（2）胎盘因素：如胎盘滞留、胎盘粘连或植入、胎盘嵌顿、部分残留等。

（3）软产道损伤：如急产、巨大儿、产力过强、软组织弹性差、会阴裂伤、助产手术操作不当。

（4）凝血功能障碍：重度胎盘早剥、羊水栓塞、重症肝炎、全身出血性疾病等。

(二)　临床表现

1. 阴道出血与休克征象

由于多量失血，孕妇可出现头晕、乏力、心慌等症状。还可出现面色苍白，严重者出现血压下降、脉搏细数、四肢湿冷等休克征象。

2. 评估阴道流血类型

（1）宫缩乏力：胎盘剥离后间歇性出血，色暗红。子宫软，轮廓不清，摸不到宫底，按摩推压宫底有积血流出，使用宫缩剂后子宫变硬，出血减少。

（2）胎盘因素：胎儿娩出后 10min 内胎盘未娩出，阴道大量间歇性出血，呈暗红色。胎盘残留时检查胎盘及胎膜是否完整确定有无残留。

（3）软产道损伤：胎儿娩出后持续不断出血，呈鲜红色能自凝。包括宫颈、阴道或会阴裂伤。

　　会阴裂伤分度诊断标准：Ⅰ度为会阴皮肤及阴道黏膜撕裂；Ⅱ度为会阴体肌层撕裂；Ⅲ度为肛门外括约肌撕裂，阴道直肠隔及部分直肠前壁裂伤。（图2-3）

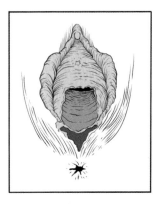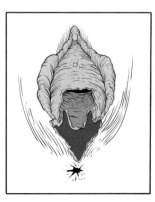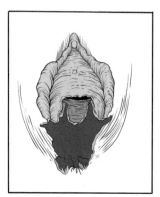

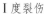

Ⅰ度裂伤　　　　　　　　　　Ⅱ度裂伤　　　　　　　　　　Ⅲ度裂伤

图 2-3　会阴裂伤分度

　　（4）凝血功能障碍：全身出血倾向，血液不凝，止血困难。

二、照护要点

（一）　心理护理

　　多给予产妇及家属安慰解释、关心照顾，增加信任感和安全感。嘱产妇卧床休息，缓解恐惧心理，保持情绪稳定，主动配合救护工作。还要做好产妇生活和婴儿护理。

（二）　病情观察与初步处理

　　产后留产房观察2h。包括产妇生命征，尿量，观察有无尿潴留；观察宫缩及阴道流血情况。发现出血量多或休克征兆立即报告医生，取平卧位或中凹卧位，立即吸氧、保暖。建立静脉通路，遵医嘱输液、输血。回病房继续观察，按摩子宫促进子宫收缩，有异常立即报告医生。

（三）　治疗配合

　　1.迅速止血，纠正失血性休克

　　（1）子宫收缩乏力：①按摩子宫。经腹壁单手按摩子宫法、经腹壁双手按摩子宫法、腹部—阴道按摩子宫法。②遵医嘱应用宫缩剂。缩宫素10U肌注、宫体注射或缓慢静脉点滴。必要时加前列腺素类药物、麦角新碱（心脏病、高血压产妇慎用）等。③宫腔内填塞纱布。在无输血及手术条件的情况下，抢救时可采用宫腔内填塞纱布压迫止血，但需严格消毒，均匀填塞，不留空隙，严密观察生命体征，注意宫底高度及子宫大小变化。24h后缓慢取出纱条，抽出前先注射宫缩剂，给予抗生素以防感染。④手术止血。子宫压缩缝合法、结扎盆腔血管、子宫次全切除等。

（2）软产道裂伤：按解剖层次逐层缝合裂伤，位置较深者，缝合结束后常规肛门指检。

（3）胎盘因素：①胎盘粘连者，行徒手取胎盘术。②胎盘剥离后滞留者，用手按摩挤压子宫，使子宫收缩，另一手轻拉脐带协助胎盘、胎膜娩出。③胎盘、胎膜残留者，行刮宫术。④胎盘植入者，行子宫次全切除术。⑤胎盘嵌顿者，肌注阿托品或肾上腺素，待子宫狭窄环松解后，用手取出胎盘。无效时可在乙醚麻醉下取出胎盘。

（4）凝血功能障碍：遵医嘱使用药物改善凝血功能，输新鲜血液，积极做好抗休克及纠正酸中毒等抢救准备。

2. 预防产后出血

（1）第一产程：密切观察产程，防止宫缩乏力和产程延长。

（2）第二产程：保护会阴，正确使用腹压。胎肩娩出给予缩宫素。

（3）第三产程：勿过早牵扯胎盘，检查胎盘完整性，软产道有无裂伤并缝合；按摩子宫；评估出血量。

（四）　一般护理

提供清洁、安静的休息环境，保证足够的睡眠时间，孕妇取半卧位或侧卧位。加强营养，给予高热量、高蛋白、高维生素、富含铁的饮食，宜少食多餐。病情稳定后，鼓励产妇下床活动。每日擦洗会阴两次，早期指导和协助产妇进行母乳喂养。

（五）　健康教育

指导产妇注意加强营养和活动，继续观察子宫复旧及恶露情况，明确产后复查的时间、目的和意义。同时应提醒产妇注意产褥期禁止盆浴，禁止性生活。

另外还要指导产妇进行恶露观察，警惕发生晚期产后出血，多于产后 1~2 周内发生，也可推迟至 6~8 周甚至于 10 周发生。

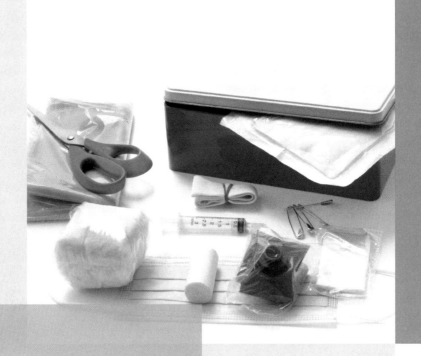

第三章
产妇护理基础

第一节 产妇的生理、心理变化

一、产妇的生理变化

（一） 生命体征

1. 体温

体温可在产后最初 24h 内略升高，一般不超过 38℃。不哺乳的产妇于产后 3~4d 因血管、淋巴管极度充盈也可发热，体温达 38.5℃，一般仅持续数小时，最多不超过 12h，体温即下降，不属病态。

2. 脉搏

产后的脉搏略缓慢，为 60~70 次 /min，与子宫胎盘循环停止及卧床有关，约产后一周恢复正常。

3. 呼吸

产后呼吸由妊娠时的胸式呼吸变为胸腹式呼吸，呼吸深慢，频率为 14~16 次 /min。

4. 血压

产妇在产褥期血压平稳，若血压下降，则要警惕产后出血。并发孕期高血压者，产褥期血压逐渐恢复正常，但也有少部分产妇血压未能恢复到正常水平，而形成慢性高血压病。

（二） 生殖系统

1. 子宫

子宫从非孕到足月，宫腔容量增加了 1000 倍，重量则达 20 倍。在分娩后子宫承担的妊娠作用完成了，妊娠子宫自胎盘娩出后逐渐恢复至未孕状态的过程称为子宫复旧，包括子宫体肌纤维缩复、子宫内膜再生和宫颈的复原。

（1）子宫体肌纤维的缩复：胎盘娩出后，子宫底即降至脐下，12h 后由于骨盆底肌肉的恢复，子宫底上升达脐平，以后每日下降 1~2cm，这期间产妇总会感到下腹部有一个"疙瘩"，而且时软时硬，前 3d 还时有疼痛感，这就是复旧早期的子宫。每天观察子宫复旧的情况时，产妇要先排空小便，因为胀大的膀胱容易将宫体上推，影响判断的准确性。约在产后10d下降至盆腔内，腹部的"疙瘩"也就摸不到了，约于产后42d子宫复原。

（2）子宫内膜再生：产后整个子宫的新内膜缓慢修复，3周子宫内膜除胎盘所在部位外均已修复完毕，而胎盘附着部位则需要6周的修复时间。

产后随子宫蜕膜的脱落，含有血液及坏死蜕膜等经阴道排出，称为恶露。根据其颜色和内容物分为血性恶露、浆液性恶露、白色恶露。产后1~3d，护理员和家人要密切关注产妇的恶露情况，正常的恶露应该是鲜红色、有血腥味；但如果恶露颜色灰暗且不新鲜，有异味，并伴有子宫压痛时，说明子宫有感染，应该及时请医生检查，用抗生素控制感染。

（3）宫颈的复原：胎盘娩出后，子宫颈松软，壁薄皱起犹如袖口。宫颈有内口及外口之分，产后1周子宫颈内口闭合恢复至未孕状态，此时可开始外阴的"坐浴"治疗。产后4周时子宫颈完全恢复正常形态，但宫颈外口由圆形（未产形）变为产后的"一"字形（已产形），这是由于分娩时宫颈损伤的缘故。若产时宫颈损伤较重，也可有不规则的形状。择期做了剖宫产手术的妇女，宫颈未受损伤，它将仍恢复圆形。

2. 阴道

阴道也是在分娩后就开始恢复，肿胀日益缓解，阴道腔于产后逐渐缩小，阴道壁的肌肉张力逐渐恢复，产后3周阴道黏膜皱襞重现，但阴道于产褥期结束时并不能完全恢复至未孕时的状态。

3. 外阴

部分产妇分娩后可出现外阴轻度水肿，产后2~3d内自行消退。个别产妇会有较重的外阴水肿，治疗后也会很快消失。会阴部若有轻度撕裂，一般在3d内可愈合。会阴侧切刀口，需4~5d方可愈合拆线。这期间要取对侧卧位，以免恶露感染伤口。

4. 盆底组织

产后1周盆底组织水肿消失，盆底肌肉及筋膜在分娩时过度扩张，弹性减弱，且常有肌纤维部分断裂。产后应注意休息、营养及康复锻炼，有望使盆底肌肉恢复到未孕状态。若盆底肌肉及其筋膜发生严重断裂造成盆底松弛，加之于产褥期过早劳动、便秘或长期咳嗽，则可导致阴道壁膨出，甚至子宫脱垂。

（三）　乳房

产后第一时间乳房还不能分泌大量的乳汁，必须等到催乳素作用增加，各乳腺小叶分泌量也增加的情况下，乳汁才会交替分泌。产后第 2~3d 起，充沛的初乳才会涌现；初乳通常较稀，色偏黄，其内含大量抗体，有助于新生儿抵抗疾病的侵袭。之后是较为浓稠的乳汁，含有较多的蛋白质和脂肪。

哺乳期间乳房迅速胀大而坚实，随着规律哺乳，乳房也会规律地充盈、排空，再充盈、再排空。乳汁分泌越丰沛的产妇，乳房大小的改变会越明显，所以有人笑称："胀奶时是 E 罩杯，退奶时是 B 罩杯。"产后若未进行哺乳，或者不再哺乳，必须面临退奶问题，由于退奶以及产后瘦身，乳房的大小势必会跟着改变。产后如果完全瘦身，恢复到原来孕前的体重，理论上乳房会恢复原来大小。

（四）　循环系统

妊娠期血容量增加，于产后 2~3 周恢复至未孕状态。但在产后最初 3d 内，由于子宫缩复和子宫胎盘血循环停止，大量血液从子宫涌入体循环，加之妊娠期潴留的组织间液回吸收，使血容量增加 15%~25%。特别是产后 24h，心脏负担明显加重。对于患有心脏病的产妇应注意防止心力衰竭的发生。

产褥初期，血液处于高凝状态，有利于胎盘剥离创面血栓的形成，减少产后出血，但也易导致下肢静脉血栓形成。

（五）　消化系统

产后 1~2d 内产妇常感口渴，喜进流食或半流食，但胃肠肌张力及蠕动力均较弱，胃液中盐酸分泌减少，产妇食欲欠佳，需 1~2 周逐渐恢复。产褥期间卧床时间长，缺乏运动，肠蠕动减弱，加之腹肌及盆底肌松弛，容易便秘。

（六）　内分泌系统

月经复潮及排卵时间受哺乳影响，不哺乳的产妇通常在产后 6~10 周月经复潮，平均在产后 10 周左右恢复排卵。哺乳产妇的月经复潮延迟，有的在哺乳期月经一直不来潮。

(七)　其他表现

1. 褥汗

产妇往往会感觉到比平常出汗多，有时候睡觉刚醒来或者稍微一运动就会出汗，甚至衣服湿透。其实，这并不是病态，而是分娩后的正常现象，一般几天到半个月就会好转，这就是产后出汗，也称为产后褥汗。

2. 腹壁

妊娠期出现的下腹正中线色素沉着，在产褥期逐渐消退。初产妇腹壁紫红色妊娠纹变成银白色妊娠纹。腹壁皮肤受妊娠子宫增大的影响，部分弹性纤维断裂，腹直肌呈不同程度分离，产后腹壁明显松弛，腹壁紧张度需在产后 6~8 周恢复。

二、产妇的心理变化

产后，产妇需要从妊娠期和分娩期的不适疼痛焦虑中恢复，需要接纳家庭新成员及新家庭，这一过程称为产褥期心理调适。产褥期心理调适的指导和支持是十分重要的。

(一)　产褥期妇女的心理变化

产褥期妇女的心理变化与分娩经历、婴儿性别、伤口愈合、体态恢复、婴儿哺乳和健康问题等因素的变化有关，可表现为：希望、高兴、满足感、幸福感、乐观、压抑及焦虑。

(二)　影响产褥期妇女心理变化的因素

许多因素能影响产褥期妇女的心理变化，如：产妇的年龄、身体状况、产褥期的恢复，是否有能力胜任母亲的角色，家庭环境和家庭成员的支持等。

(三)　产褥期妇女的心理调适

产褥期妇女的心理调适过程一般经历 3 个时期：

1. 依赖期

产后最初 3d。表现为产妇的很多需要是通过别人来满足的，如对孩子的关心，哺乳等。同时产妇喜欢用语言表达对孩子的关心，较多地谈论自己妊娠和分娩的感受。较好的妊娠和分娩经历、满意的产后休息、丰富的营养和较早较多地与孩子间的目视及身体接触将有助于产妇较快地进入第二期。在依赖期，丈夫及家人的关心帮助，医务人员的悉心指导是极为重要的。

2. 依赖—独立期

产后 3~14d 产妇表现出较为独立的行为，开始注意周围的人际关系，主动参与活动，学习和练习护理自己的孩子，亲自哺乳不需要帮助。但这一时期容易产生压抑。由于这一压抑的感情和参与新生儿的护理，使产妇极为疲劳，加重压抑。消极者可表现为哭泣，对周围漠不关心，停止应该进行的活动等。护理员耐心指导并帮助产妇护理和喂养自己的孩子，鼓励产妇表达自己的心情并与其他产妇交流等，均能提高产妇的自信心和自尊感，促进其接纳孩子接纳自己，从而平稳地应对压抑状态。

3. 独立期

产后 2 周至 1 个月。此期，新家庭形成并正常运行。在这一时期，产妇及其丈夫会承受更多的压力，如兴趣与需要、事业与家庭间的矛盾，哺育孩子、承担家务及维持夫妻关系中各种角色的矛盾等。

第二节　产褥期的护理

一、产褥期照护要点

（一）活动与休息

1. 环境

为产妇提供一个空气清新、安静、舒适的休息环境，保持床单位干净整洁，保证产妇休息。

2. 休息时间

产妇应保证充足的睡眠，尽量与婴儿同步睡眠。要保证产妇每天 10h 的睡眠时间，晚上 8~9h，中午 1~2h。

3. 睡姿

产后根据伤口位置选择睡姿，侧切伤口在左侧的尽量右侧卧位或平卧位；伤口在右侧的尽量左侧卧位或平卧位。现在较多医院实施适度保护接生，伤口在较正中的位置，而且裂伤较浅，可采取左侧卧位或右侧卧位，尽量少平卧。总之，选择的睡姿以减少恶露对伤口的污染为原则。

4. 活动

（1）评估产妇的日常活动能力。

（2）顺产产妇产后 2~4h 即可下床排尿。

（3）剖宫产产妇在尿管拔除后 2~4h 即可下床排尿。

（4）剖宫产产妇回病房后，即可协助产妇活动下肢；术后 6h 内有知觉即可在床上进行翻身活动，交替更换体位；12h 后可下床活动，以促进肠蠕动，促进血液循环及子宫收缩，防止产后出血、深静脉血栓等术后并发症。

（5）产后第一次下床活动时要有家人陪伴和搀扶，避免体虚而发生摔倒现象。

（6）产后 2d 可在室内随意走动。

（7）产后活动遵循由小到大、循序渐进、力所能及为原则，以不感到疲劳为宜。

（8）切忌久蹲，提重物。

（二）　清洁卫生

1. 会阴护理

（1）尽量保持外阴的清洁、干燥、无异味。

（2）每日可外阴擦洗或清水清洗外阴两次。产妇可取蹲位，将盛有 1/2 容量温开水的水盆置于产妇会阴部，用手将水轻轻泼向会阴部，从而保持会阴局部清洁，并促进局部血液循环。必要时可行坐浴。

（3）穿棉质、透气的内裤，保持会阴部干燥。

（4）分娩时因会阴部撕裂或侧切缝合后，会阴部局部会有不同程度的水肿，以产后 3 天内较明显。会阴部有水肿者，可用 50% 硫酸镁外用药浸湿纱布后湿热敷。

（5）密切观察伤口愈合情况，可用一面小镜子自我观察伤口的愈合情况，每日进行观察和比较。

（6）观察恶露量、颜色、味，产后子宫复旧不佳或子宫腔内残留胎盘、胎膜或合并感染时，可表现为恶露量增多，持续时间长并有臭味，此时应到医院就诊。

（7）伤口红肿者可用 PP 液（1 : 5000 高锰酸钾溶液）消毒外阴。

（8）伤口出现裂开、空洞或化脓，请及时到医院就诊。

2. 勤换衣裤

及时拭干身上的汗液，勤换衣裤、内裤及床单位等，保持干燥、清洁。

3. 洗脸与刷牙

根据季节选择水温适宜的温水洗脸。选择毛质柔软的牙刷，产后第二天即可开始刷牙。

4. 洗头与洗澡

产妇生命体征平稳后即可清洁沐浴，每日一次。沐浴时需关闭窗户，保护隐私，门关上后不要加锁，以防万一体力不支时家人可以进入协助，因此沐浴时应留有一人在家。必要时由家人协助沐浴或擦浴。

（三）　会阴擦洗操作

1. 目的

（1）保持会阴及肛门局部清洁，预防或消除会阴部异味，增进产妇舒适。

（2）防止皮肤破损，促进会阴部伤口愈合，预防泌尿道和生殖道感染。

2. 评估要点

（1）产妇的病情、意识状态、生命体征、临床诊断、操作目的。

（2）产妇自理能力、心理反应（紧张、羞涩等）及合作程度。

（3）产妇会阴部卫生、皮肤情况、有无留置尿管。

（4）病室环境是否安全、保暖，隐蔽性好；产妇有无其他需要。

3. 操作准备

（1）护理员准备：洗手，戴口罩，着装整齐。

（2）产妇准备：产妇和家属了解本项操作的目的、意义、过程和注意事项，并了解如何配合操作。产妇排空膀胱（需要时）。

（3）环境准备：室内温度适宜，注意遮挡。

（4）物品准备：推车、无菌敷料罐（内盛放络合碘消毒液棉球）、小治疗碗2个、无菌持物钳、持物钳罐、方盘、镊子或持物钳、弯盘、一次性臀垫、洗手液、一次性手套、围屏或床帘。

4. 操作步骤（表 3-1）

表 3-1　会阴擦洗的操作步骤

操作步骤	操作方法	注意事项
操作准备	（1）关门窗并遮挡。 （2）铺一次性臀垫于臀下。协助产妇脱去对侧裤腿盖于近侧，对侧腿用盖被遮盖，取屈膝仰卧位，两腿外展，充分暴露外阴。 （3）将弯盘、2个无菌治疗碗（取若干个消毒液棉球及2把镊子或持物钳分别放入）置两腿间，戴手套。（图 3-1）	注意保护隐私。
擦洗	（1）两手各持一把镊子或持物钳，其中一把用于夹取无菌的消毒棉球，另一把接过棉球进行擦洗。 （2）擦洗顺序为会阴伤口、尿道口和阴道口、对侧小阴唇、近侧小阴唇、对侧大阴唇、近侧大阴唇、阴阜、对侧大腿内侧上 1/3、近侧大腿内侧上 1/3、会阴体、肛周至肛门，由内向外、自上而下。（图 3-2 至图 3-6） （3）擦洗 3 遍。将用过的棉球放于弯盘内。	注意无菌操作。 注意叠瓦式擦拭。
穿裤	（1）脱手套，撤去用物。 （2）协助产妇穿好裤子，协助更换干净卫生巾。	

续表

操作步骤	操作方法	注意事项
整理	(1) 整理床单位。 (2) 整理用物，清洗双手。	

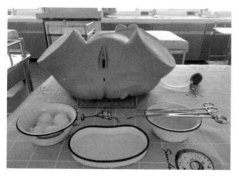

图 3-1　物品摆放

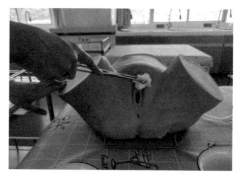

图 3-2　擦洗小阴唇

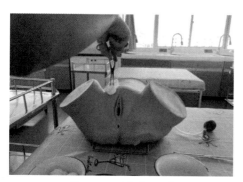

图 3-3　擦洗阴阜

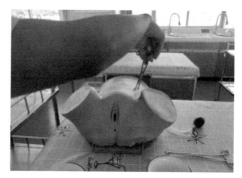

图 3-4　擦洗大腿

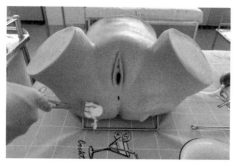

图 3-5　擦洗肛周

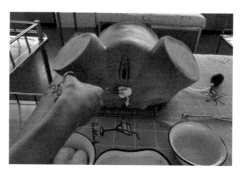

图 3-6　擦洗肛门

5. 注意事项

（1）用物准备要齐全。

（2）擦洗时两把镊子或持物钳不可接触和混用。

（3）注意观察会阴部及伤口周围组织有无红肿、炎性分泌物及伤口的愈合情况。

（4）如会阴水肿可用 50% 硫酸镁溶液或 95% 乙醇湿热敷。

（5）按擦洗顺序擦洗，必要时可根据产妇情况增加擦洗次数，直至擦净，每个棉球限用 1 次。

（6）严格执行无菌技术操作原则。

（四）　坐浴操作

1. 目的

（1）促进会阴局部血液循环，增强局部抵抗力，减轻炎症和疼痛。

（2）使创面清洁，有利于组织修复。

2. 评估要点

（1）产妇的病情、意识状态、生命体征、临床诊断、操作目的。

（2）产妇自理能力、心理反应（紧张、羞涩等）及合作程度。

（3）产妇会阴部卫生、皮肤情况。

（4）病室环境是否安全，保暖，隐蔽性好；产妇有无其他需要。

3. 操作准备

（1）坐浴盆 1 个、41~43℃ 的温开水 2000ml、30cm 高的坐浴架 1 个、无菌纱布或小毛巾 1 块。

（2）坐浴液的配置：

①滴虫阴道炎用酸性溶液坐浴，如 1：5000 高锰酸钾溶液、1% 乳酸溶液、0.5% 醋酸溶液。②外阴阴道假丝酵母菌病用碱性溶液坐浴，如 2%~4% 碳酸氢钠溶液。③萎缩性阴道炎用酸性溶液或一般消毒溶液坐浴，如 1% 乳酸溶液或 0.5% 醋酸溶液或 0.1% 苯扎溴铵。④外阴炎、非特异性炎症及外阴阴道手术的术前准备用 1：5000 高锰酸钾溶液、0.05% 聚维酮碘溶液、0.1% 活力碘、0.1% 苯扎溴铵或洁尔阴等中成药。

4. 操作步骤（表3-2）

表3-2　坐浴的操作步骤

操作步骤	操作方法	注意事项
操作准备	（1）关门窗并遮挡。 （2）将坐浴盆放置于坐浴架上，内装坐浴液（根据病情按比例配置好的）2000ml。	（1）注意保护隐私。 （2）浸泡液配置、选择正确。
坐浴	（1）产妇全臀浸泡于溶液中，一般20min。 （2）结束后用干纱布擦干外阴。	
整理	清理用物，消毒浴盆，清洗双手。	

5. 注意事项

（1）适用于外阴炎、阴道炎的辅助治疗，以及产后7~10d后的产妇。

（2）月经期、阴道流血者，孕妇及产后7d内的产妇禁止坐浴。

（3）坐浴液应严格按比例配置，浓度过高易造成黏膜灼伤，浓度太低影响疗效；温度不能过高，以免烫伤皮肤。

（4）坐浴前先将外阴及肛门周围擦洗干净。

（5）坐浴时全臀应全部浸于药液之中，注意保暖，以免受凉。

（五）　排尿与排便

1. 排尿

（1）尽量下床排尿。

（2）每次均须排尽尿液，尽可能地排空膀胱。

（3）实在有排尿困难或排尿不尽的，可多蹲坐一会儿，放松心情，听听流水声，或用温水冲洗会阴。必要时请医护人员导尿。

（4）多饮水，养成定时排尿习惯。

（5）产后5d内尿量明显增多，应及时排尿。

2. 排便

（1）多饮水，补充水分，养成定时排便习惯。

（2）增加粗粮、蔬菜、水果的摄入，预防便秘。

（3）最好使用坐式便器。

（4）便后保持外阴的清洁。

二、产后常见症状的预防和护理

（一）　尿潴留

由于分娩后身体的生理性变化，不少产妇会出现一些常见的症状。因此要引起重视，及时做好预防和护理。

1. 症状

产后 6h 不能自主排尿，小腹胀满，称为尿潴留，多见于初产妇或产程较长的产妇。

2. 产生原因

（1）产后未及时排尿：产妇经过了漫长的产程重返病房后，有的因病房人太多，害怕暴露个人的私密部位，未能及时排尿，致使膀胱过度充盈，膀胱括约肌失去弹性，发生尿潴留。有的因过度疲劳，需卧床休息，没有及时排尿，致使膀胱过度充盈。尤其是剖宫产产妇 24h 拔除尿管后，需要在床上排尿，有的不能适应，有的还害怕切口感染而不敢用力排尿，以致膀胱过度充盈而降低收缩力，反射性引起膀胱括约肌痉挛而增加排尿困难。

（2）切口疼痛：产妇在分娩的过程中，为了保护会阴，不使之撕裂，采取会阴切开术。麻醉过后，个别产妇害怕疼痛，担心用力排尿会导致侧切口裂开，有尿意也不及时排尿，导致支配膀胱的神经功能紊乱，反射性地引起膀胱括约肌痉挛而引起排尿困难，导致尿潴留。

3. 预防

产后 4h 内协助产妇排尿。不习惯卧位排尿的产妇，可以坐位或下床排尿。也可在产后短时间内让产妇多进食些带汤饮食，多饮红糖水，使膀胱迅速充盈，以此来强化尿意。

4. 护理

1）目的

能够掌握护理知识，进行尿潴留的预防及护理。

2）操作准备

（1）环境准备：环境整洁、安全，关闭门窗，拉上窗帘。

（2）护理员准备：服装整洁，洗净双手。

（3）物品准备：人体模型、便盆、热水、毛巾、热水袋、音乐播放器。

3）操作步骤（表3-3）

表 3-3　尿潴留护理的操作步骤

操作步骤	操作方法	注意事项
评估环境	（1）环境整洁、安全。 （2）关闭门窗，拉上窗帘。	确保环境隐蔽性好。
安置体位	协助产妇取适当体位，臀下置便盆。应尽量使产妇选择习惯性姿势排尿。	
温开水或水蒸气刺激法	用温开水洗外阴部或热水蒸气熏外阴部，以解除尿道括约肌痉挛，诱导排尿反射。	
流水声诱导法	打开音乐播放器，用持续的流水声诱导排尿。	
热水袋外敷法	在耻骨联合上方的膀胱部位，用热水袋外敷（水温50~60℃），以改善膀胱的血液循环，消除水肿。	温度不能过高，容易引起产妇烫伤。
按摩法	将手置于膀胱膨隆处左右反复按摩10~20次，再用手掌自产妇膀底部向下推移按压1~3min。	
整理	排尿后，协助产妇清洁外阴，整理好衣裤，卧床休息。	

4）注意事项：如果使用以上方法后产妇仍不排尿，则要请医生处理。

（二）　尿失禁

1. 症状

尿失禁是指由于骨盆底肌肉松弛，控制能力减弱，当腹压突然增加时，如咳嗽、喷嚏、大笑、体位突然改变或提举重物，尿液便会不由自主地流出。

2. 产生原因

生育后，产妇盆底组织松弛，耻骨、尾骨肌群张力降低，咳嗽或用力时由于腹内压升高压迫膀胱引起尿失禁。

3. 预防

（1）产后在身体尚未复原之前，不宜过早地剧烈运动或用力过度，如提重物。

（2）尽量避免感冒，因感冒一般会导致咳嗽，咳嗽可引起尿失禁。产妇一旦感冒应及早治疗。

（3）进行缩肛锻炼，即做收缩肛门的动作，每天30次左右。

（4）做憋尿动作。每天有意憋尿两次，每次10min。

4. 护理

轻度尿失禁是临床上最常见的情况，治疗也比较容易，只要适当增加盆骨肌肉锻炼即可。中度尿失禁一般需要配合适当的药物治疗才能够见效。重度尿失禁的症状相当严重，不过在生活中并不多见，如果出现这种情况则往往需要通过手术进行治疗。

（三） 便秘

1. 原因

（1）由于妊娠晚期子宫长大，产后腹肌和盆底肌肉松弛，收缩无力，腹压减弱，加之产妇体质虚弱，不能依靠腹压来协助排便，排便自然变得困难。

（2）产妇多因卧床休息、活动减少，影响肠道蠕动，不易排便。

（3）产妇在产后几天内的饮食单调，缺少蔬菜粗纤维的摄入，减少对消化道的刺激作用，也使肠蠕动减弱，影响排便。

2. 预防

（1）产妇在分娩后，应适当地活动，不能长时间卧床。

（2）在饮食上，要多喝汤，多饮水。

（3）保持精神愉快、心情舒畅，避免不良的精神刺激。

3. 护理

护理原则是以补血、养阴润肠为主，尽量采用食疗。下面介绍几种预防及护理便秘的食谱供参考。

（1）芹菜茭白汤：取新鲜茭白100g，芹菜50g，水煎服，每天1剂，可辅助治疗便秘。

（2）油菜汁：取新鲜油菜榨汁，每次饮1小杯，每天饮用2~3次，可辅助治疗便秘。

（3）蒿汤：取新鲜蒿250g，做菜或做汤，每天1次，连续食用7~10d。

（4）荸荠粥：荸荠250g，米100g，白糖50g，荸荠去皮、切丁，米淘洗干净，将荸荠、米入锅中加水适量，煮成粥，待熟时加入白糖稍炖即成。早、晚餐服食。

（5）红薯粥：将红薯 500g 洗净去外皮，切成块放在锅内，加水适量，煎至熟烂，再加少量白糖调味，临睡前食用。

（6）蜂蜜水加香油：蜂蜜水加适量香油，每天早、晚空腹服用。

（四）　产后宫缩痛

1. 症状

胎盘娩出后，由于子宫复旧，子宫逐渐缩小，产后当日宫底在脐下一至两横指，宫底圆而硬，产后第 1d 由于盆底肌肉的张力开始恢复，宫底略可升至平脐，以后每日下降 1~2cm，至产后 10d 左右子宫降入骨盆腔内，在耻骨联合上方摸不到宫底。在产褥早期因宫缩引起下腹部阵发性剧烈疼痛，称为产后宫缩痛。

2. 产生原因

产后宫缩痛的主要原因是子宫收缩。产后子宫要通过收缩，逐渐恢复到正常大小。多胎产妇及经产妇的痛感更强烈，主要是因为子宫只有加强收缩才能恢复正常大小。另外，哺乳时反射性催产素分泌增多会使疼痛加重。

3. 护理

产后宫缩痛明显低于分娩时的疼痛，多数能够忍受，不需特别处理，可以转移注意力，降低疼痛的敏感性；改变体位，减轻疼痛；按摩子宫，促进子宫复旧；保暖，减少寒冷刺激等。严重者可根据医嘱用止痛药物。

4. 子宫按摩操作

1）目的

能够掌握护理知识，进行子宫的按摩，预防产后出血。

2）操作准备

（1）环境准备：环境整洁、安全，关闭门窗，拉上窗帘。

（2）护理员准备：服装整洁，洗净双手。

（3）产妇准备：适当休息后，放松身心。

（4）物品准备：产褥垫、卫生巾、干净的衣裤。

3）操作步骤（表 3-4）

表 3-4　子宫按摩的操作步骤

操作步骤	操作方法	注意事项
评估环境	（1）环境整洁、安全。 （2）关闭门窗，拉上窗帘。	确保环境隐蔽性好。
安置体位	（1）协助产妇取卧位，平躺仰卧于床上，双腿屈膝分开略外展。 （2）脱去对侧裤腿盖在近侧腿上，对侧腿用被子盖上。暴露外阴，臀下置产褥垫。将上衣掀到乳房下，暴露腹部。 （3）检查子宫是否收缩良好，感觉像板块则良好；感觉软绵绵的则可按摩子宫。	
双手按摩法	一手拇指和四指分开，置于产妇耻骨联合处按压下腹中部，将子宫向上托起；另一手定位子宫底的位置，手掌尺侧在宫底部使其高出盆腔，有节律地按摩子宫，同时间断地用力挤压子宫，使积存在宫腔内的积血及时排除。	询问产妇感受并观察恶露排出情况。
单手按摩法	单手拇指和四指分开，四指在子宫底后部，拇指在子宫体部，握住子宫，有节律地进行按摩。	询问产妇感受并观察恶露排出情况。
整理	（1）产妇穿上新卫生巾，换上新产褥垫，必要时更换新衣裤，卧床休息。 （2）护理人员洗手记录。	

4）注意事项

及时观察产妇生命体征和恶露情况，如出现阴道出血量大、面色苍白、休克、发热、腹部疼痛加剧等情况应及时就医。

（五）　褥汗

1. 症状

产妇往往会感觉到比平常出汗多，有时候睡觉刚醒来或者稍微一运动就会出汗，甚至衣服湿透。

2. 产生原因

发生褥汗的原因一般来说有以下几种：

（1）体内激素的改变：在妊娠以后，由于体内激素的变化，特别是雌激素在体内的含量随孕期的延长逐渐增加，可使组织中有较多的钠、钾及氯潴留。因此，相应地发生了体内水分的潴留。

（2）水、电解质的排出：孕妇在怀孕的时候，为了宝宝发育健康，不但营养需要增加，血容量也增加了，平均增加 1000~1500ml。足月后，母体的组织间液也会增加，平均增加 1500ml。在分娩后的最初几天里，产妇新陈代谢下降，不需要那么多水分，于是身体要进行自我调节，向体外排出一部分水分。因此，有的产妇在分娩后 2~3d 即使卧床休息也会出很多汗。

（3）皮肤排泄功能旺盛：产后最初几天尿量明显增多，产后 24h 内，尿量可多至 2000~3000ml。皮肤排泄功能也特别旺盛，表现为出汗增多。所以说产妇在产褥期多汗并非病态，也不是身体虚弱的表现，而只是排泄体内多余水分的方式之一。

3. 护理

（1）出汗后避免受凉。

（2）内衣经常换洗。

（3）更衣前用毛巾擦干身上的汗液，保持皮肤清洁卫生。

4. 预防

（1）室温不宜过高，冬、春、秋三季保持在 20℃，夏天在 28℃以下。

（2）应该注意定期通风，保持室内空气新鲜。

（3）产妇要经常用干毛巾擦汗，及时更换衣物，保持洁净干爽。

（4）穿衣盖被要合适，纠正捂的观点，以合适为主。

（5）自然分娩的产妇产后两天即可淋浴，但每次不超过 5min，剖宫产产妇每天温水擦拭身体，一般等到伤口痊愈后再行淋浴。

（六）　会阴疼痛

1. 症状

会阴是一个对切口或缝合极其敏感的地方，产妇所感受的疼痛多种多样，从轻度到极度痛苦都有。大多数产妇切口愈合的时间需要 7~10d。

2. 产生原因

（1）由于会阴部的撕裂造成细小血管、神经纤维的损伤，产妇会有不同程度的疼痛，尤其是侧切的伤口，疼痛感更为明显。

（2）伤口处水肿严重者，影响会阴部的血液循环。

（3）产妇体位的改变，对新鲜伤口的牵扯，造成疼痛。

3. 会阴伤口的护理

（1）尽量保持外阴的清洁、干燥、无异味。

（2）每日清水清洗外阴两次。产妇可取蹲位，将盛有 1/2 容量温开水的水盆置于产妇会阴部，用手将水轻轻泼向会阴部，从而保持会阴局部清洁，并促进局部血液循环。

（3）穿棉质、透气的内裤，保持会阴部干燥。

（4）分娩时因会阴部撕裂或侧切缝合后，会阴部局部会有不同程度的水肿，以产后 3d 内较明显。会阴部有水肿者，可用 50% 硫酸镁外用药浸湿纱布后湿热敷。

（5）密切观察伤口愈合情况，可用一面小镜子自我观察伤口的愈合情况，每日进行观察和比较或请护理员协助观察和比较。

（6）观察恶露量、颜色、气味，产后子宫复旧不佳或子宫腔内残留胎盘、胎膜或合并感染时，可表现为恶露量增多，持续时间长并有臭味，此时应到医院就诊。

（7）伤口红肿者可用 PP 液（1 ∶ 5000 高锰酸钾溶液）消毒外阴。

（8）伤口出现裂开、空洞或化脓，请及时到医院就诊。

（七）　妊娠纹

1. 症状

妊娠纹是怀孕期间出现在下腹部、大腿、臀部或胸部，呈现紫色或是粉红色的条纹。由于腹围在妊娠期间，膨胀的比率最大，因此，妊娠纹的形成部位，以腹部最多。其他较常见的地方，则在臀部、大腿内侧以及乳房周围。这些地方因为组织扩张程度较大，也会造成妊娠纹。妊娠纹的分布往往由身体的中央向外放射，呈平行状或放射状。

2. 产生原因

因为人的皮肤有许多微细的弹力和网状纤维，在正常情况下，皮肤保持着一定的弹力、伸缩度，当怀宝宝超过 3 个月时，增大的子宫突出来，向腹腔发展，腹部开始膨隆，受其增大的影响，会导致皮下组织所富含的纤维组织及胶原蛋白纤维因经不起扩张而断裂。尤其是怀孕 6 个月后会更加明显。分娩后，皮肤上的这些花纹会逐渐消失，留下白色或银白色的有光泽的疤痕线纹，这就是妊娠纹。

3. 预防

（1）使用合身的托腹带及文胸：建议孕妇在怀孕 4 个月就可以开始使用托腹带了。因为 4 个月的时候，胎儿的体重开始稳定地增加。托腹带除了可以减轻孕妇腹部和腰部的重力负担外，也可减缓皮肤向外、向下过度延展拉扯，有效避免妊娠纹的生成。另外使用尺寸符合、支撑力够的孕妇内衣，可减少胸部下垂所造成的皮肤拉扯，以避免胸部、腋下妊娠纹的产生。

（2）严格控制体重：体重增加是促成妊娠纹生长的危险信号之一。一般说来，孕妇从怀孕到分娩，体重增加 12.5kg 是最理想的，而且体重的增加应该是渐进式的。但是现实中，由于大家都过于重视孕妇的营养摄取，导致孕妇体重超标。过多脂肪的摄取，不但会囤积在体内，造成产后瘦身的困难，也会在短时间内绷出妊娠纹来。所以，孕妇们吃东西要注意适可而止。另外，在怀孕期间，孕妇应多补充维生素及矿物质，多吃富含蛋白质的食物，少吃太油、甜食和太咸的食物，多吃新鲜蔬菜和水果。

（3）适度的按摩：每天在洗澡后可以用热毛巾热敷几分钟然后在有纹的地方涂上橄榄油或者市售的舒纹霜，然后轻轻地按摩，直到皮肤完全吸收。不但可以保持肌肤滋润，而且可以有效增强结缔组织的弹性和柔韧性，改善皮肤扩张能力，避免妊娠纹的产生。

4. 收腹带使用操作

1）目的

（1）防止腹部脂肪过多，内脏下垂。

（2）帮助产后子宫复旧，帮助产后恶露排出。

（3）缓解腹部疼痛、帮助骨盆恢复。

（4）帮助产后的身材恢复。

2）评估要点

（1）产妇的病情、意识状态、生命体征、临床诊断、操作目的。

（2）产妇自理能力、心理反应（紧张、羞涩等）及合作程度。

（3）产妇会阴部卫生、皮肤情况。

（4）病室环境是否安全，保暖，隐蔽性好；产妇有无其他需要。

3）操作准备

（1）护理员准备：洗手，戴口罩，着装整齐。

（2）产妇准备：产妇和家属了解本项操作的目的、意义、过程和注意事项，并了解如何配合操作。产妇排空膀胱（需要时）。

（3）环境准备：室内温度适宜，注意遮挡。

（4）物品准备：产后收腹带。

4）操作步骤（表3-5）

表3-5　收腹带使用的操作步骤

操作步骤	操作方法	注意事项
操作准备	关门窗并遮挡。	注意保护隐私。
体位	仰卧、平躺，把双膝竖起，脚底平放床上。膝以上的大腿部分尽量与腹部成直角。保持身体的平衡。	
绑腹带	将臀部抬高并于臀部下垫两个垫子。双手放在下腹部，手心向前，将内脏向上按摩"抱高"。保持身体平衡。将臀部下面的垫子打开，绑紧。	（1）收腹带的松紧程度适宜。 （2）收腹带不能长时间地穿着。
整理	清理用物，清洗双手。	

5）注意事项

（1）产妇收腹带一般在刚分娩完就可以使用了，但是一定要注意收腹带的松紧程度，不能使用过劲，使用过劲会导致血液循环不好，造成身体不适感。

（2）收腹带不能长时间穿着，最好每隔2~3 h就松开一次，穿收腹带的时间每天不能超过8h。

（3）入睡前将腹带拆下备用。睡觉的时候要让身体完全放松。

三、产后疾病预防与护理

产妇由于在分娩过程中失血伤津、元气耗伤，无论产程是否顺利，都会导致身体虚弱，容易出现一些疾病。

（一） 伤口感染的预防与护理

（1）护理员可以协助产妇用 1：5000 高锰酸钾溶液或络合碘擦洗会阴，擦洗时应由内至外、由上至下，每天两次，直至缝线拆掉。

（2）应每天检查会阴部伤口有无红肿、压痛、分泌物等感染现象。有会阴水肿者，可用 50%硫酸镁溶液或 95%乙醇纱布外敷。如果伤口有红肿、裂开、流血水、流脓或产妇有发热现象，应尽快就医。

（3）产妇勤换内裤，洗浴时采用淋浴方式，不可盆浴，以免感染。

（二） 产褥感染的预防与护理

产褥感染是指分娩时或月子期因生殖道的创面受致病菌的感染而引起的局部或全身的炎症，通常发生在产后 1~10d。

1.原因

（1）接生人员的双手或接生器械消毒不严。

（2）妊娠末期阴道有炎症。

（3）产程过长，阴道检查次数过多。

（4）产妇的衣服、被褥不清洁，用未消毒的纸或布作会阴垫。

2.产褥感染的表现

产褥感染开始时，常常有外阴或阴道裂伤感染，可出现红、肿、热、痛。如果感染加重，则可能引起子宫内膜炎或子宫肌炎。此时，除有下腹痛外，体温可升高，恶露增多且有异味。如果治疗及时，且身体抵抗力强，感染可局限于该部位，逐渐消退。如果细菌毒性大，身体抵抗力弱或治疗不及时，可出现寒战、高热，体温高达 40℃。如果病菌侵入血液，可发生菌血症或败血症，如不及时治疗，则可危及生命。

3.预防

（1）保证充足休息：产妇一定要多休息。感觉身体不适时，尽量把新生儿交给家人照顾，做到专心休息，这样才能加速体力恢复。

（2）保证充足水分：对于已经发生产褥感染或排尿不畅的产妇而言，水分的补充是非常重要的。

（3）保持清洁卫生：应注意恶露的排出及勤换卫生棉垫和内裤，产妇如厕后用温水冲洗会阴部，以减少感染的发生。平时伤口应该随时保持干燥清洁。如果是顺产，睡觉时尽量不要朝向有会阴切口的一侧，以免恶露污染伤口，保持伤口干燥。如果是剖宫产，在产后8~10d后产妇才可以淋浴。

（4）适度营养：讲究摄入适度营养，这样有助于产妇的体力恢复及增加抵抗力，进而减少发炎情况，降低产后发热的发生概率。

（5）避免性生活：产妇产后6周内不宜有性生活，通常建议等产后复诊后，由医生诊断身体已复原，然后再恢复性生活。

4. 护理

一发生产褥感染，勿滥用退热药，应去医院诊治。产后发热发生后，应进食一些高蛋白、高热量、高维生素饮食。一定要按照医生指示按时用药。用药时间要足，不要任意停药或自行服用退热药，否则很容易引起其他并发症。

（三）　急性乳腺炎的预防和护理

1. 症状

急性乳腺炎是指乳腺组织的急性化脓性感染，多发生于初产妇，由于乳头皲裂，乳腺导管开口阻塞，引起乳汁淤积所致。产后6周内发病最多见，一侧或双侧同时发病。此病起病急，初期乳房肿胀、疼痛，皮肤不红或微红，继之局部硬结逐渐增大，疼痛加剧，伴发热，如不及时治疗，常转化为脓肿。

2. 预防

（1）避免乳汁淤积：①培养产妇定时哺乳、婴儿不含乳头睡觉等良好的哺乳习惯。②每次哺乳时尽量让婴儿吸净。③哺乳后应挤出数滴乳汁清洗、保护乳头。

（2）保持乳头清洁：①妊娠期应经常用温水清洗乳头。②哺乳前后应清洗乳头，并注意婴儿口腔卫生。

3. 乳腺炎的护理操作

1）目的

能够掌握护理知识，进行乳腺炎的预防及护理。

2）操作准备

（1）环境准备：环境整洁、安全，关闭门窗，拉上窗帘。

（2）护理员准备：服装整洁，洗净双手。

（3）产妇准备：少食荤腥，忌辛辣刺激性食物；适当休息后，放松身心。

（4）物品准备：人体模型、吸奶器、梳子、盆、水、毛巾、芒硝。

3）操作步骤（表 3-6）

表 3-6　乳腺炎护理的操作步骤

操作步骤	操作方法	注意事项
评估环境	（1）环境整洁、安全。 （2）关闭门窗，拉上窗帘。	确保环境隐蔽性好。
安置体位	协助产妇取坐位，选择舒适的沙发或有靠背的椅子，必要时准备脚垫。	
清洁乳房	用毛巾沾温水清洁乳房。	温度不能过高，容易引起产妇烫伤。
消除乳汁淤积	可用吸奶器抽吸，或用手、梳子背沿输乳管方向加压按摩使输乳管通畅（图 3-7）。	
局部冷敷	每次 20~30min，每天 3~4 次，促进炎症消散（图 3-8）。	
整理	产妇整理好衣裤，卧床休息。	

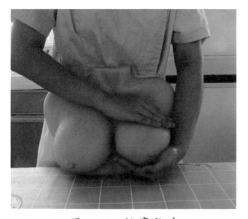

图 3-7　按摩乳房

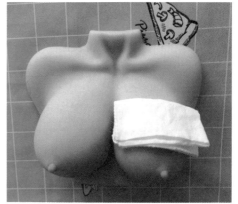

图 3-8　冷敷乳房

4）注意事项

需定期监测生命体征，如出现高热反复不退，及时前往医院就医。

四、产后锻炼

月子期间一味地卧床休息也不好，应该要劳逸结合、适当锻炼。

1. 产后运动指南

（1）依照产妇自身习惯掌握进度。

（2）每个运动的动作之间都应该放轻松。

（3）用枕头支撑头部和肩膀以便使身体感到舒服。

（4）一开始每项运动先重复做两次。

注意：如果运动时发现阴道流血现象有增加或者有鲜红色的血再度流出，应立即停止运动并到医院就诊。

2. 产后康复操

1）目的

掌握护理知识，指导产妇进行产后形体恢复训练。

2）操作准备

（1）环境准备：室内光线充足，温湿度适宜，空气清新。

（2）产妇准备：身着运动服、瑜伽服或宽松、弹性好的衣裤，排空膀胱。

（3）物品准备：瑜伽垫、音乐播放器、水壶、牙杯、毛巾。

3）操作步骤（表3-7）

表 3-7　产后康复操的操作步骤

操作步骤	操作方法	注意事项
抬头运动	（1）仰卧，双臂放于身体两侧，掌心向下，双脚并拢，自然放松。头部抬起，脚尖向上绷紧，双肩不能离开床面（1~4拍）（图3-9）。 （2）身体还原（5~8拍）。	开始操作前将腰带拉松、乳房排空和膀胱排空。必要时可以饮用温开水并播放轻柔舒缓的音乐。
扩胸运动	（1）仰卧，双臂放于身体两侧，掌心向下，双脚并拢，自然放松。双臂展开于身体两侧并与身体垂直，掌心向上（1拍）（图3-10）。 （2）双臂向胸前举起与肩同宽，掌心相对，指尖向上（2拍）（图3-11）。 （3）双臂沿肩向头方向摆动，贴近耳部，掌心向上（3拍）（图3-12）。 （4）双臂沿肩摆动，身体复原（4拍）。	

续表

操作步骤	操作方法	注意事项
腹肌运动	(1) 仰卧,双臂放于身体两侧,掌心向下,双脚并拢,自然放松。口闭紧,用鼻缓缓吸气,同时将气往腹部送,使腹部鼓起 (1~4 拍)。 (2) 口慢慢呼气,腹部逐渐下去 (5~8 拍)。	
抬臀运动	(1) 仰卧,双腿弯曲并分开,与髋同宽,小腿同床面成 90°。臀部抬起 (头、肩不离床面) (1~4 拍) (图 3-13)。 (2) 臀部放下 (5~8 拍)。	
屈膝运动	(1) 仰卧,双臂放于身体两侧,掌心向下,双脚并拢,自然放松。先将右腿抬起,屈膝 (1 拍)。 (2) 将两手抱在膝盖下侧,并往胸部靠近,绷脚面 (2 拍)。 (图 3-14)。 (3) 头、肩部抬起 (3~4 拍)。 (4) 头、肩部放下 (5~6 拍)。 (5) 身体还原 (7~8 拍)。 (6) 同样方法,做另一侧。注意不要碰到乳房。	
盆底肌运动	(1) 躺、坐都可以。 (2) 全身放松,深吸气的同时收缩阴道和肛门,似忍住排尿的感觉一样,然后呼气放松。可以做 4 个 8 拍,也可反复做 30~50 次。	
膝胸卧位	(1) 身体直起跪于床面,膝盖、小腿、脚成一条直线,臀部贴脚跟。双手重叠指尖向前,掌心贴近床面 (1 拍)。 (2) 身体慢慢向前伸展,双臂、胸部尽量贴于床面 (2 拍)。 (3) 腰部往下压,臀部翘起,大腿与床面成 90°,头侧向一边 (3~4 拍) (图 3-15)。	
仰卧起坐	仰卧,双臂放于身体两侧,掌心向下,双脚并拢,自然放松。头、身体慢慢起,使身体呈坐姿 (1~4 拍) (图 3-16)。 慢慢将身体放平,呈还原状 (5~8 拍)	
整理	产妇整理衣服,卧床休息。收起物品。	结束后再饮温开水并用毛巾擦拭汗液。必要时更换新衣服。

4）注意事项

（1）心脏功能异常的产妇禁做膝胸卧位。

（2）如果运动时发现阴道流血现象有增加或者有鲜红色的血再度流出，应立即停止运动并及时到医院就诊。

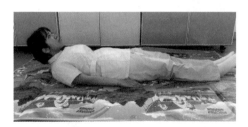

图 3-9　抬头运动

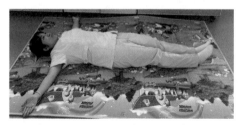

图 3-10　扩胸运动（Ⅰ）

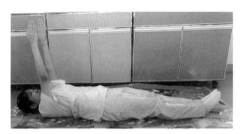

图 3-11　扩胸运动（Ⅱ）

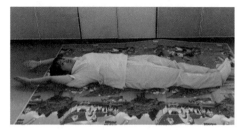

图 3-12　扩胸运动（Ⅲ）

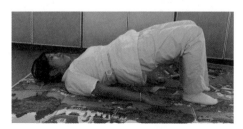

图 3-13　抬臀运动

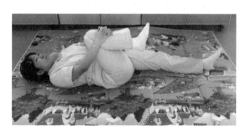

图 3-14　屈膝运动

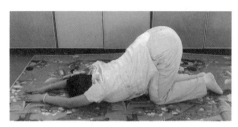

图 3-15　膝胸卧位

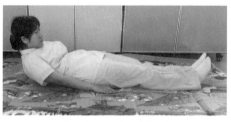

图 3-16　仰卧起坐

第三节　营养学基础知识

产褥期指胎儿胎盘娩出至产后的 6 周时间，民间俗称"月子"，在此期间，产妇面临着机体修复、母乳喂养、照料新生儿三大任务。为产妇安排科学、合理的营养膳食，能够帮助产妇活血化瘀排出恶露、滋补进养、恢复体质、增进泌乳。所以"月子餐"的制作对产妇和新生儿的重要性是不言而喻的。

一、产褥期营养膳食指导

根据中国营养学会制定的《中国居民膳食营养素参考摄入量》，显示乳母和孕妇比一般正常未孕年轻女性对各种营养素的需要量更大。

（一）　产褥期营养调理原则

1. 充足热量

哺乳期母体对能量的需要量增加，因为乳母除要满足自身的能量需要外，还要供给乳汁所含的能量和分泌乳汁过程所需的能量。衡量乳母摄入能量是否充足，可通过泌乳量和母亲体重来判断。泌乳量应能使婴儿饱足，而母亲应逐步恢复至孕前体重。如母亲较孕前消瘦或孕期储存的脂肪不减，表示能量摄入不足或过多。

2. 高蛋白

乳母膳食蛋白质摄入量的多少，对乳汁分泌的数量和质量的影响最为明显。

若膳食中蛋白质量少质差，乳汁分泌量将大为减少，并影响乳汁中蛋白质的氨基酸组成。乳母蛋白质的摄取应在非孕妇女推荐摄入量的基础上每天增加 25g，达到每天 80g，并保证优质蛋白重的摄取。

3. 低脂肪

每日脂肪摄入量占总能量 20%~30%。乳母能量平衡时，乳汁脂肪酸含量和组成与乳母膳食脂肪摄入量和种类有关。

4. 适量纤维素

产妇需每日摄入纤维素 25~30g，以防止便秘。产妇活动少，摄入无渣或少渣饮食较多（肉、蛋、奶），极易便秘，同时会增加代谢毒素积累，有害健康。可每日适当选择一定量的粗杂粮及蔬菜、水果，防止便秘。

5. 高营养素

除蛋白质、脂肪和糖类外，产妇需要的维生素、矿物质及微量元素比一般人也要高。其中最容易缺乏的是钙铁锌等。

（1）钙：根据中国营养学会《中国居民膳食营养素参考摄入量》，乳母需要每日摄取钙 1000mg，比平时增加 200mg。

（2）铁：母乳中铁的含量极少，无法满足婴儿的需要。在妊娠期间胎儿肝中会储备一定数量的铁，可供婴儿 6 个月的消耗。但乳母身体恢复需要铁，膳食中要多供应一些含铁丰富的食物如瘦肉、红枣。为了防止乳母产后贫血，一般每日应摄入铁 24mg，较平日增加 4mg/d。

（3）维生素：哺乳期间，为了维护母体健康，促进乳汁分泌，保证乳汁中的营养成分，满足婴儿的需要，乳母膳食中要相应增加含各种含维生素的食物，包括脂溶性维生素和水溶性维生素。

脂溶性维生素：①维生素 A 能有少量通过乳腺进入乳汁，尤其产后 2 周内初乳富含维生素 A，而成熟乳中维生素 A 含量下降。乳母膳食中维生素 A 含量丰富，乳汁才能含有足够量的维生素 A。②维生素 D 几乎不能通过乳腺，故母乳中维生素 D 的含量不受乳母膳食的影响。乳汁中维生素 D 含量很低，不能满足婴儿需要，婴儿必须通过适当补充鱼肝油或多晒太阳来补足维生素 D 的不足。乳母应多到户外活动，获得充足的日光照射来改善维生素 D 的营养状况以促进膳食钙的吸收。必要时可在医生的指导下补充维生素 D 制剂。

水溶性维生素：①维生素 B_1 是乳母膳食中很重要中的一种维生素，能够改善乳母的食欲和促进乳汁分泌。如果乳母的膳食中缺乏这种维生素，就会导致乳汁中缺乏维生素 B_1，严重时可使母乳喂养的婴儿发生婴儿型脚气病，故应特别注意增加乳母维生素 B_1 的供给。②乳母的叶酸需要量高于正常未孕妇女。③乳汁中维生素 C 与乳母的膳食有密切关系。因乳母饮食中生拌菜及水果通常较少，故易缺乏维生素C。只要经常吃新鲜蔬菜和水果，特别是绿叶菜、柑橘类等，一般可满足需要。

6. 低盐

低盐有利于泌乳量增加，多盐会增加渗透压及减少组织间浆液而影响泌乳量。

（二）　乳母的合理膳食原则

（1）增加鱼、禽、蛋、瘦肉及海产品摄入，保证供给充足的优质蛋白质。

（2）增加奶类等含钙丰富的食品。

（3）粗细粮搭配、膳食多样化。

（4）摄入足够的新鲜蔬菜和水果。

（5）多喝汤水，避免烟酒、浓茶和咖啡。

（6）科学活动和锻炼，保持健康体重。

（三）　产褥期膳食安排

（1）依照产妇机体恢复情况，分阶段调补。头几天适量进食清淡、易消化的食物。

不同分娩方式的产后 3d 内膳食要求也不相同。

正常分娩：适量进食易消化的半流质食物，一天后转化为普通饮食。食谱举例有红糖水、藕粉、蒸蛋羹、蛋花汤。

会阴侧切或会阴重度裂伤缝合：少渣膳食一周左右，以保证肛门括约肌不会因排便再次发生裂伤。食谱举例有米汤、蒸蛋羹、米粉、煮鸡蛋、鸡汤挂面、荷包蛋（瘦肉、菜叶均须煮烂，做成泥状）。

剖宫产：24h 排气后进食流质食物一天，逐步改为半流质、普通膳食。食谱举例有米糊、藕粉，忌食用牛奶、豆浆及大量蔗糖类等易产生胀气的食物。

（2）营养平衡、种类多样不过量。

（3）合理安排餐次，合理设计产妇食谱。由于产妇不定时哺乳，需要增加就餐的次数。一般每天安排产妇 3 次正餐、3 次加餐。

（四）　产妇饮食制作要求

产妇在产褥期除了自身的营养供给外，还要哺乳新生儿，产褥期饮食需要均衡的营养、多量的汤汁、多样化的主食，丰富的蔬菜和水果等，原则为"易于消化、少食多餐、荤素搭配、制作卫生、美味可口"。母婴护理员应帮助产妇及其家人改变传统"坐月子"只吃小米、稀饭、红蛋、鸡汤等单一膳食的观念，合理安排产妇产褥期的饮食。

1. "月子餐"制作要求

（1）所有食物应到正规商店或大型超市购买。肉类要选择经过国家检疫的禽畜产品，蔬菜、水果等要选择绿色食品（没有或少有农药污染）。

（2）煲汤主料，如排骨、鸡、猪蹄、大骨等处理干净后，凉水下锅，微火慢煮，以保持营养成分。

（3）炒菜应先洗后切，大火快炒，避免营养素流失。

（4）菜品应色、香、味俱全，既有营养，又增进产妇食欲。

2. 餐后整理

（1）清洗、规整炊具。

（2）清理灶台、灶具及地面。

（3）收拾、清洗餐具。

（4）可保留的汤菜用保鲜膜蒙盖后放入冰箱。

3. 产后饮食五忌

（1）忌过量滋补：产后因身体消耗很大，需要及时补充营养和能量，但无节制地大补特补却不可取。过量滋补既浪费又有损健康，不仅导致产妇肥胖，还会造成新生儿消化不良。

（2）忌久喝红糖水：红糖是产妇较好的补益佳品，产后适量喝红糖水，既能补血，又能供应热量。但不宜久服，一般不超过 10d，久服对子宫复原不利，其活血作用会使恶露量增多。

（3）忌辛辣、温燥食物：产妇在产后 5~7d 内应以蛋汤、稀饭之类食品为主，忌食辛辣、温燥食物。

（4）忌生冷坚硬食物：产妇应不吃生冷、坚硬食物，以防止牙齿松动和保护脾胃。

（5）忌过早节食：产后一方面产妇身体需要恢复，另一方面还要为新生儿哺乳，过早节食减肥对自身和新生儿的健康均不利。

4. 产后普通膳食要求

（1）主食粗细搭配：主食除精制米面外，适当调配些杂粮，如小米、红小豆、黑米、燕麦等。

（2）补足优质蛋白质：优质蛋白质有利于伤口愈合和防止感染。含优质蛋白质的动物性食品有鱼类、禽类、瘦肉等，植物性食品有大豆及豆制品等。

（3）增加含钙食品：奶及奶制品含钙量最高（如牛奶、酸奶、奶粉、奶酪等），并且易于吸收。此外，小鱼、虾皮含钙丰富，可以连骨带壳一起食用。深绿色蔬菜、豆类也含有一定数量的钙，可增加乳汁含钙量，有利于新生儿钙的补充。

（4）增加含铁食品：肉类、鱼类、动物的肝、绿叶类蔬菜（如油菜、菠菜等）含铁量丰富，有利于预防和纠正贫血。

（5）适量蔬菜、水果：新鲜的蔬菜、水果可以维持体内酸碱平衡，增加膳食纤维，预防产妇便秘。要纠正产后禁吃蔬菜、水果的不良习惯。

二、产褥期食谱

（一） 乳母一日膳食构成（图3-17）

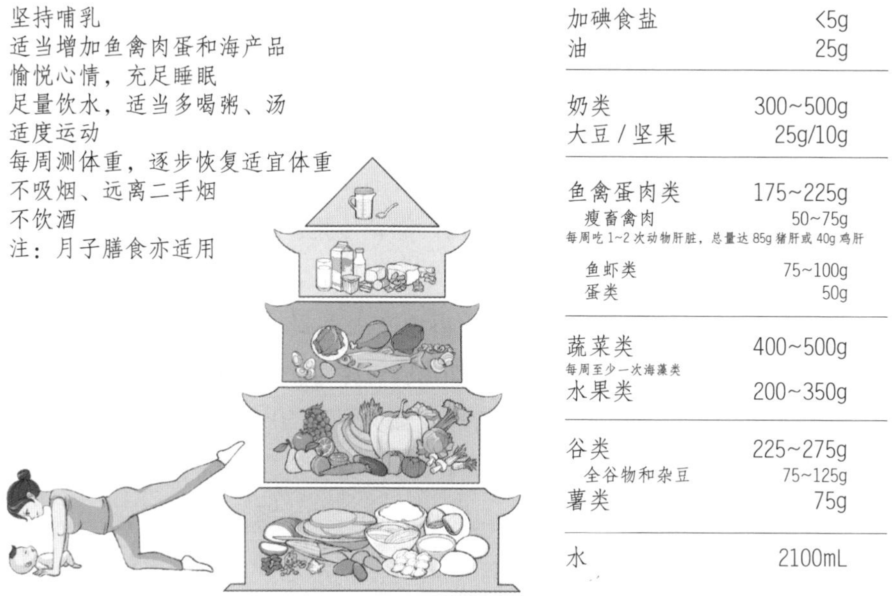

坚持哺乳
适当增加鱼禽肉蛋和海产品
愉悦心情，充足睡眠
足量饮水，适当多喝粥、汤
适度运动
每周测体重，逐步恢复适宜体重
不吸烟、远离二手烟
不饮酒
注：月子膳食亦适用

加碘食盐	<5g
油	25g
奶类	300~500g
大豆／坚果	25g/10g
鱼禽蛋肉类	175~225g
瘦畜禽肉	50~75g
每周吃1~2次动物肝脏，总量达85g猪肝或40g鸡肝	
鱼虾类	75~100g
蛋类	50g
蔬菜类	400~500g
每周至少一次海藻类	
水果类	200~350g
谷类	225~275g
全谷物和杂豆	75~125g
薯类	75g
水	2100mL

图3-17 中国哺乳期妇女平衡膳食宝塔

(二)　产后常见问题食谱举例

产妇产后最常见的问题是贫血和泌乳不足及便秘，学会利用具有药食同源特点的食材去调理较为理想。

1. 贫血食疗

产后补血食物包括含铁丰富的食物，如动物内脏、海带、紫菜、黄豆、菠菜、芹菜、油菜、番茄、杏、枣、橘子等。民间常用大枣、红皮花生作为补血食品。B族维生素是红细胞生长发育所必需的物质，动物肝和瘦肉中含量较多。绿叶蔬菜等含有叶酸，可多食用。蛋白质是构成血红蛋白的重要原料，贫血患者还应多食用含蛋白质丰富的食物，如牛奶、鱼类、蛋类、黄豆及豆制品。

常食用的食谱如：当归生姜羊肉汤。当归 20g，生姜 3 片，羊肉 250g，山药 30g。将羊肉洗净切片，当归用纱布包好，同山药、姜片放砂锅内加水适量炖汤，烂熟后放调味品，饮汤食肉，每日一次，连用 10~15d。采用此方最好是冬季。

2. 催乳食疗

催乳食疗注意事项：掌握乳腺分泌的规律，一般在产后第 3d 开始喝汤及食用下乳食物。身体健壮、营养好、初乳分泌较多的产妇，催乳汤量相对减少；身体较差者，可早些服用，量适当增多。不宜过早或过迟喝催乳汤，过早易造成乳汁分泌过多浪费或堵塞乳腺，过迟则会使产妇产生心理负担，心情紧张致乳汁分泌减少，造成恶性循环。常食用的食谱如：①怀山药粥。怀山药可以分别与红枣、花生、赤小豆配之大米煮粥。②花生粥。用黑米、糯米、红枣和花生配伍，可以用高压锅共煮。③花生猪蹄汤。花生 20g，当归 30g，猪蹄 1 只，通草 3g，加水 1500ml 同煮，待水开后再用文火煮 2h，分 2 次喝，连用 3~5d。其他良方有：①猪骨 500g，通草 3g，加水漫过猪骨，炖 2h。一次喝完，每日一次。②鲜鲫鱼 500g，去鳞、内脏，清炖或加黄豆芽 60g 或通草 3g 煮汤。每日 2次，吃肉喝汤，连用 3~5d。③干黄花菜 25g，加瘦猪肉 250g 同炖，或用猪蹄 1只与干黄花菜同炖食。④鸡蛋 3 个，鲜藕 250g，加水煮熟，去蛋壳，汤、藕、蛋一起食用，连用 7d。⑤羊肉 250g，猪蹄 2 只，加适量葱、姜、盐炖熟，每日一次。

3. 产后便秘

大便干硬，可吃些熟香蕉。也可酌情采用以下食疗方：①奶蜜饮。黑芝麻25g，蜂蜜 30g，牛奶 30g。此方有养血润燥作用，适合因气血虚而肠燥便秘的产妇。

②首乌粥料。首乌 30g，粳米 60g。此方养血滋阴，润肠通便，补肝肾，有润肠作用。很适于产后便秘的产妇。③苏子麻仁粥。苏子 10g，火麻仁 10g，两者捣烂如泥，加粳米 60g 煮粥。此方有补气血、益肝肾、润肠作用。凡肠燥气滞、腹胀便秘者均可食用。

4. 适合回乳的饮食

回乳时可采用以下食疗方：①炒麦芽茶。炒麦芽 60g，煎汤代茶饮。②回乳粥。粳米 100g，炒麦芽 30g，枳壳 6g，红糖适量，煮粥，每日一碗，连服 5~7d。

（三）　月子餐的制作（以丝瓜通草鲫鱼汤为例）

1. 目的

了解根据产褥期妇女生理特点及饮食需求，熟练掌握月子餐的制作方法。

2. 评估要点

（1）评估产后第一周产妇的生理特点：刚经历分娩的新妈妈身体虚弱，需要排出孕期滞留在体内的废物，肠胃消化功能尚未恢复。

（2）评估产后第一周产妇的饮食重点：代谢排毒、活血化瘀，促进胃肠功能"苏醒"。

3. 操作准备

（1）环境准备：环境宽敞、安全。

（2）物品准备：用物备齐、摆放有序：鲫鱼 1 条，丝瓜半根，通草 3 克，食用油、姜适量。

（3）护理员准备：制作前，服装整洁；洗手；穿围裙；戴口罩、帽子。

4. 操作步骤（表 3-8）

表 3-8　月子餐制作（以丝瓜通草鲫鱼汤为例）的操作步骤

操作步骤	操作方法	注意事项
制作通草水	将通草 3g、水 1500ml，放入砂锅，浸泡 20min，开大火煮开，改小火煮 20min，滤出通草待用。	
处理丝瓜	丝瓜打皮、洗净、切滚刀块待用。	刀工精巧细腻；大小、厚薄、粗细均匀。
洗净鲫鱼	鲫鱼洗净待用。	

操作步骤	操作方法	注意事项
煎鲫鱼	炒锅烧热,放入少许食用油,烧至六至七成热时,先放入姜,再放入鲫鱼煎至两面呈微黄色。	火候适中,老嫩适宜,无焦煳、不熟或过火现象,口味咸淡适中,具有应有的鲜香味,无异味。
加通草水、丝瓜	倒入沸腾的通草水,加入丝瓜,大火煮开10min即可食用。	装汤碗摆放美观,数量适中,碗边无指痕、油污。

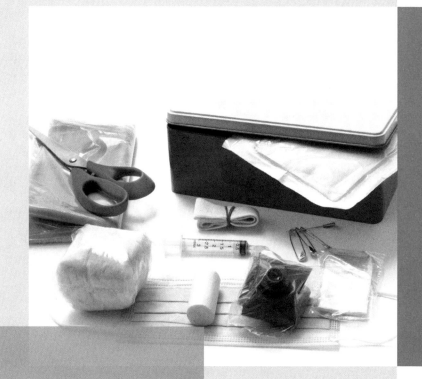

第四章
正常新生儿特点

第一节　新生儿生理特点

新生儿，是指从娩出脐带结扎到出生后 28 天的小儿。正常新生儿，又称为正常足月儿，是指出生时胎龄满 37 至 42 周，出生体重大于等于 2500g、小于等于 4000g，无畸形和疾病的活产新生儿。

一、各系统生理特点

新生儿胸腔小，胸廓呈圆桶状，呼吸频率较快，呼吸节律常不规则。呼吸道管腔狭窄，黏膜柔嫩，血管丰富，纤毛运动差，易致气道阻塞、感染、呼吸困难及拒乳。

出生后血液循环发生重大变化，脐带结扎，胎盘－脐血循环终止。出生后呼吸建立、肺膨胀，肺循环阻力降低，肺血流增加。

新生儿消化道面积相对较大，管壁薄，通透性高，有利于流质及乳汁中营养物质的吸收，但也可使有害物质进入血循环，引起中毒症状。

足月儿出生时血液中红细胞数和血红蛋白量较高，以后逐渐下降。

新生儿一般在生后 24h 内排尿，少数在 48h 内排尿，若生后超过 48h 仍无尿，需要寻找原因，看是否有畸形存在。

新生儿的脑相对较大，占体重 10%~12%（成人仅 2%）。睡眠时间长，觉醒时间一昼夜仅为 2~3h。

新生儿免疫功能均不成熟。皮肤、黏膜屏障功能差，损伤后易感染；脐带断端为开放性伤口，细菌易进入血液。

新生儿正常体表温度为 36~37℃，正常直肠温度为 36.5~37.5℃，易受外界环境温度的影响而发生变化。

新生儿需水量因出生体重、胎龄、日龄及临床情况而定。每日体液维持量第 1 天为 60~100ml/kg，以后每日增加 20~30ml/kg，直至每日 150~180ml/kg。

二、特殊生理状态

（一）　生理性体重下降

新生儿出生后一周内，体重可下降 3%~9%，在 7~10d 恢复至出生体重。

（二）　生理性黄疸

新生儿出生后 2~3d 出现皮肤、巩膜黄染，4~6d 达到高峰，7~10d 消退。虽然持续时间较长，但新生儿除了轻微食欲不振外，无其他临床症状，不影响健康。

（三）　上皮珠（马牙）、螳螂嘴

新生儿的牙龈上可见黄白色、米粒大小的颗粒，俗称"马牙"或"板牙"；如果颗粒位于上腭中线上，则称"上皮珠"，最迟在出生后数月可自行消退。切忌用针挑破，以免发生感染。新生儿两侧颊部各有一突起的脂肪垫，俗称"螳螂嘴"，对吸吮有利，不可挑割，以防发生感染。

（四）　乳房肿块、假月经

出生 3~5d 时，新生儿的乳房会有肿块，但一般 2 周后会自行消失。部分新生女婴在生后的 5~7d，可见阴道流出少量血液，若一两天后消失，则为正常的生理现象，称为"假月经"。

（五）　红斑、粟粒疹

出生后 1~2d，新生儿头部、躯干及四肢可出现大小不等的多型性红斑，称"新生儿红斑"，数日后自行消退；也可因皮脂腺堆积在鼻尖、鼻翼、面颊部形成小米粒大小黄白色皮疹，称"新生儿粟粒疹"，脱皮后自行消退，不必处理。

第二节 新生儿生长和发育

一、体格生长发育

正常足月新生儿体重大于 2500g，平均 3200g 左右。身长 47cm 以上，多数约 50cm。头发分条清楚，全身覆盖胎脂，基本无胎毛。耳廓软骨发育良好，轮廓明显。乳腺可触及结节。指甲平齐或超过指端。整个足底有足纹交错分布。男婴阴囊有多条皱褶，睾丸已下降。女婴大阴唇遮盖小阴唇。

二、行为能力发育

（一） 视觉

新生儿在觉醒状态时能注视物体，能移动眼睛和头追随物体移动的方向。新生儿目光追随物体时，眼睛有共轭功能，最优视焦距离为 19cm。

（二） 听觉

如在新生儿耳旁柔声呼叫或说话，觉醒状态的新生儿会慢慢转过头和眼睛到发声的方向，有时已会用眼睛寻找声源。

（三） 嗅觉、味觉和触觉

新生儿出生后第 1d 对不同浓度的糖溶液吸吮的强度和量不同。新生儿 5d 时就能区别自己母亲的奶垫和其他乳母奶垫的气味。新生儿对触觉也很敏感，如果用手放在哭着的新生儿的腹部或握住他的双手，可使他停止哭闹。

（四） 习惯形成

睡眠状态的新生儿均有对连续的声光反复刺激反应减弱的能力，这说明新生儿具备了对刺激的反应、短期记忆和区别两种不同刺激的功能，可以认为这是一种简单形式的学习。

（五）　和成年人互动

新生儿已经具备了和成年人互动的能力。新生儿哭是引起成年人反应的主要方式，还会用表情如注视、皱眉和微笑引起母亲的反应。

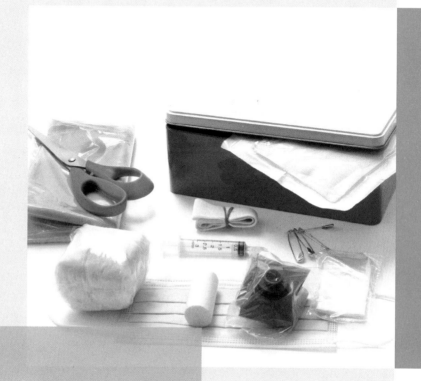

第五章
患病新生儿护理

第一节 新生儿黄疸

一、概述

新生儿生理性黄疸是指单纯因胆红素代谢特点引起的暂时性黄疸。足月儿在生后 2 周消退，早产儿在 3~4 周消退。生后 24h 内出现的黄疸和黄疸持续不消退等，为病理性黄疸，或称为病理性高胆红素血症。非结合胆红素升高是新生儿黄疸最常见的表现形式，重者可引起胆红素脑病（核黄疸），造成神经系统的永久性损害，严重者可死亡。

二、胆红素脑病

（一） 急性胆红素脑病

警告期表现为嗜睡、肌张力低下和吸吮无力。发热和肌张力增高见于痉挛期，患儿哭声高尖、角弓反张。恢复期发生在 1 周以后，患儿肌张力增高逐渐恢复，而代之以肌张力低下。

（二） 慢性胆红素脑病

即后遗症期，可有典型的演变史。第 1 年表现为喂养困难、哭声高调和肌张力低下。后遗症的 4 大典型特征如运动障碍、听觉异常、眼球运动异常和牙釉质发育不良，要到 1 岁以后甚至更晚才出现。

三、护理措施

（一） 病情观察

1. 评估黄疸程度

注意皮肤、巩膜黄染的程度，根据患儿皮肤黄染的部位和范围，判断黄疸程度及进展速度，也可对新生儿进行经皮胆红素监测。一般溶血性黄疸为阳黄、杏黄、橙黄色，观察大小便的次数、量及色泽变化。

2. 严密监测病情变化

监测患儿的生命体征，特别注意患儿有无神经系统的异常表现，如患儿出现拒乳、嗜睡、肌张力减低等胆红素脑病的早期表现，注意观察患儿呼吸、心率改变，及时发现心力衰竭表现，出现上述情况应立即通知医生，给予及时处理。

（二）　一般护理

1. 保暖及输液

注意保暖，保持皮肤、口腔清洁，按医嘱输注葡萄糖及碱性液体，维持水、电解质平衡，避免低温、低血糖和酸中毒。

2. 喂养

出生后及早喂养，可刺激肠蠕动，促进胎粪排出，同时有利于肠道正常菌群的建立。如果无胎粪排出或延迟，应给予灌肠，以促进粪便及胆红素排出。黄疸期间患儿常表现为吸吮无力、食欲缺乏，应耐心喂养，按需调整喂养方式，采取少量多次、间歇喂养的方法，同时保证奶量摄入。

（三）　实施光照疗法的护理

（1）用黑色眼罩保护患儿双眼，勿固定过紧或加压，每日更换眼罩一次。

（2）除会阴、肛门部用尿布外，其余均裸露。

（3）每日测 4 次体温，维持体温恒定。

（4）适量补充水和液体，每天测体重一次，确定水分丢失情况。

（5）观察有无发热、腹胀、绿色稀便、皮疹、深色尿液、脱水、皮肤青铜症等副作用。

（6）保持灯管及反射板清洁，灯管使用 1000h 必须更换。

（四）　健康教育

（1）帮助家长了解病情，取得家长配合。对于新生儿溶血病，做好产前咨询及孕妇预防性服药或注射免疫球蛋白。

（2）若为母乳性黄疸，可继续母乳喂养，如吃母乳后仍出现黄疸，可改为隔次母乳喂养并逐步过渡到正常母乳喂养。若黄疸加重，患儿一般情况差，可考虑暂停母乳喂养，黄疸消退后再恢复母乳喂养。

（3）若为葡萄糖 -6- 磷酸脱氢酶（G-6-PD）缺陷者，母亲哺乳期间需忌食蚕豆及其制品，避免使用磺胺、阿司匹林等诱发溶血的药物；患儿衣物保管时勿放樟脑丸，以免诱发溶血。

（4）黄疸较重尤其发生胆红素脑病者，建议家长尽早带孩子到有条件的医院进行新生儿行为神经测定，注意后遗症的出现，给予早期康复治疗和训练。

第二节　尿布疹

新生儿的皮肤对刺激物质较敏感，由于臀部长时间接触尿布，常在肛门周围或尿布覆盖的区域形成接触性皮炎，也称为尿布疹、红臀或尿布皮炎。

一、常见原因

1. 尿液、粪便

粪便中的细菌与尿液中的尿素相互作用分解出氨，使皮肤酸碱值升高，造成皮肤刺激。

2. 摩擦

一般以大腿内侧、外生殖器、臀部等与尿布摩擦的部位最易出现。

3. 化学物质

沐浴露、香皂、湿纸巾等物品，都含有少量化学刺激物，若使用过程中未完全洗净，都可能残留在皮肤表面。

4. 微生物

细菌或霉菌感染。

二、护理措施

（1）尽量使用纯棉衣裤与质量好、透气的尿布，避免使用洗衣液及漂白粉洗涤，应尽量使用肥皂，洗净后充分干燥、日晒消毒。

（2）每2~3h查看或更换尿布，保持局部皮肤干燥。新生排便后用温水清洗臀部，并轻轻按压擦干，不要使用含香精或乙醇的婴儿湿巾。

（3）更换尿布后，将会阴部暴露空气中5~10min，以保持臀部干燥。此过程应注意保暖。

（4）患部可使用凡士林、护臀膏保护皮肤，避免涂抹爽身粉，以免加重刺激。而且爽身粉会与皮肤渗出物结合形成硬块，影响皮肤伤口愈合。

第三节　新生儿脐炎

新生儿脐炎是指新生儿脐部有黏液、脓性分泌物，并有脐窝周围皮肤发红。轻症患儿除脐部有异常外，体温及食欲均正常，重症患儿则有发热、吃奶少等表现。

一、常见原因

在断脐时或断脐后，消毒处理不严、护理不当就很容易造成细菌污染，引起脐部发炎。常见的病原菌：金黄色葡萄球菌、大肠杆菌，其次为溶血性链球菌，或混合细菌感染等。

二、护理措施

（1）保持局部干燥，勤换尿布，防止尿液污染。

（2）处理局部感染病灶，促进皮肤早日愈合，防止感染蔓延扩散。脐炎时先用 3% 过氧化氢清洗，再用 2% 碘酊涂抹直至愈合；皮肤小脓疱可用无菌针头刺破（刺破前后用 0.5% 碘伏消毒）。

（3）遵医嘱予以抗生素治疗，一般新生儿时期首选青霉素，加氨苄西林效果佳。

第四节　婴儿湿疹

　　婴儿湿疹是一种常见的、由内外因素引起的一种过敏性皮肤炎症。皮损以丘疱疹为主的多形性损害，有渗出倾向，反复发作，急、慢性期重叠交替，伴随剧烈瘙痒，病因常常难以确定。

一、常见原因

　　婴儿湿疹的病因较复杂，其发病与多种内外因素有关，有时很难明确具体的病因。消化道摄入食物性变应原，如鱼、虾、牛肉、羊肉及鸡蛋等致敏因素，此外，机械性摩擦，如唾液和溢奶经常刺激，也是本病的诱因。护理不当，如过多使用碱性较强的肥皂，过高营养，以及肠内异常消化等也可引起本病。某些外在因素，如阳光、紫外线、寒冷、湿热等物理因素，接触丝织品或人造纤维，外用药物，以及皮肤细菌感染等均可引起湿疹或加重其病情。

二、临床表现

　　起病大多在出生后1~3月，6个月以后逐渐减轻，1岁半以后大多数患儿逐渐自愈。一部分患儿延至幼儿或儿童期。病情轻重不一。皮疹多见于头面部，如额部、双颊、头顶部，以后逐渐蔓延至颏、颈、肩、背、臀、四肢，甚至可以泛发全身。

　　初起时为散发或群集小红丘疹或红斑，逐渐增多，并可见小水疱，黄白色鳞屑及痂皮，可有渗出、糜烂及继发感染。因瘙痒患儿烦躁不安，夜间哭闹，影响睡眠。由于湿疹的病变在表皮，愈后不留瘢痕。

三、护理措施

　　（1）饮食管理：应避免喂过量的食物以保持正常消化。如疑牛奶过敏，可较久煮沸，使其蛋白变性，以减轻其抗原性。必要时可用配方奶或豆浆代替牛奶。喂母乳的母亲可酌情忌可疑过敏物如鸡蛋及牛、羊等。

　　（2）皮肤管理：皮肤干燥可涂润肤霜。有较严重皮肤损害者酌情涂糖皮质激素。

第五节　新生儿便秘

新生儿需满足以下 2 个条件或以上，考虑存在便秘：①每周排便 ≤ 2 次。②有大量粪便潴留。③有排便疼痛或排便困难。④直肠内有大量的粪便团块。

一、常见原因

1. 器质性问题

先天性巨结肠症、甲状腺机能低下症、脊柱裂、脊髓发育不全、早产导致之神经不成熟、神经肌肉疾病、幽门狭窄、脱水、腹肌异常、脑性麻痹等。

2. 饮食不当

新生儿的食物偏重高蛋白，若水分摄取不够或饮食量太少都可能造成便秘。

3. 功能性问题

有遗传因素。

二、护理措施

1. 增加水分的摄取

因新生儿身体中的水分占 75% 以上，较成人多，水分不足会影响新生儿正常排便。

2. 配方奶的选择

食用配方奶粉的新生儿，如果 5~7d 以上才解一次大便，且解出的是硬便，可以考虑换用其他蛋白质含量较低、糖分含量较高的配方奶。增加食物中的碳水化合物，可使粪便较软。

3. 按摩

建议两餐中间可考虑沿着新生儿的肚脐周围，顺时针方向轻轻地按摩，使肠蠕动顺畅，容易产生便意。一般对于新生儿，不建议使用软便剂，否则容易干扰胃肠道的正常运作引起腹泻。

4.肛门刺激

（1）间接刺激：每天选一段时间，最好在喝完奶后不久（30 min 至 1h 之内），新生儿会有排便反射，如果此时正常有肛门括约肌的放松，就会容易解出大便。家长可以考虑刺激新生儿大腿内侧或肛门周围的皮肤，做刮搔的动作，可以看见他的肛门有收缩的动作，也是一种刺激的方法。

（2）直接刺激：如果新生儿超过 48h 未解大便，则可考虑进行肛门的直接刺激。直接刺激是使用棉花棒或肛温计，沾一些凡士林或婴儿油深入新生儿的肛门内 2~3cm，并且作旋转的动作 2~3 圈，如此可以刺激新生儿排便，若效果不好，可每 12h 重复一次。

（3）润滑与水化：实际上用肛表刺激也是润滑直肠或括约肌附近的表皮。新生儿解不出大便时，因为腹胀会在喝奶时哭闹。家长可以直接带新生儿就医，请专业医师采取灌肠的方式，帮助新生儿解便。

第六节　新生儿腹泻

新生儿急性感染性腹泻是临床常见问题之一，可由多种细菌、病毒及寄生虫引起。临床表现多无特异性，轻症表现为大便次数增多，水样便或稀便，伴厌食、呕吐及腹胀等，严重者出现脱水或休克。

一、常见原因

1. 细菌

经典的致病性大肠杆菌仍为新生儿腹泻最常见的病原体。与年长儿不同，志贺氏菌和沙门氏菌腹泻在新生儿相对少见。

2. 病毒

轮状病毒是新生儿病毒性腹泻最常见的病原，可以引起严重的腹泻以至坏死性小肠结肠炎，健康新生儿大便中也常分离出轮状病毒。

二、护理措施

1. 隔离消毒

由于感染性腹泻患儿可发生交叉感染，所以在护理过程中，为了避免此类情况的发生，则需要严格按照消毒隔离制度，做好患儿的隔离工作。对于患儿的日常用具以及衣物等，都要进行消毒处理。

2. 饮食护理

（1）对于病症较轻的患儿来说，其喝奶的次数以及每次喝奶的奶量，都要进行一定的控制，其间可给适量电解质的液体予以服用。

（2）对于病情相对严重的患儿来说，则需要给予其胃肠道休息调整的时间，所以需要时可禁食，禁食的时间一般为 4~6h，不宜过长。

（3）当患儿的消化功能有所恢复以后，再喂母乳，喂乳期间需遵循由少到多、循序渐进的原则。

3. 病情观察

密切观察患儿的身体状况（如面色、神志和精神状态等）和各项生命体征（如呼吸、体位和心率等）的变化，以便采取相应的措施，改善患儿的病情。

4. 对症护理

（1）发热、体温不升：一般情况下，对于高热患儿，为了避免患儿出现虚脱的现象，所以不宜服用退热药，应采用物理降温的方法进行降温处理，比如可用温水擦拭患儿全身。对于体温不升的患儿，往往会出现四肢发凉的症状，这种情况，只需用热水袋进行保暖即可，但需要注意，暖水袋中的水温不宜过高，以免烫伤患儿。

（2）呕吐：需对患儿的呕吐物以及呕吐的次数进行密切地观察，还需要摆正患儿的体位，取头高侧卧位，以避免出现窒息的情况。对于已经被污染过的衣物，也要进行及时地处理，并保持患儿的颈部干燥，以此来预防颈部糜烂的情况发生；同时也要保持患儿的耳部清洁，以预防中耳炎症状的发生。

（3）大便频繁：新生儿在患上感染性腹泻期间，由于大便次数过于频繁而导致的皮肤刺激问题，同样不容忽视。对于出现这类情况的患儿，每次便后都要用温水进行冲洗，以避免出现红臀和尿道感染，同时还要勤换尿布，保持良好的个人卫生。需要时，也可以采用护臀膏对患儿的皮肤加以保护。

（4）腹胀：如果患儿出现了全身无力、且有腹胀和心律不齐等一系列症状，则需要严格按照医嘱对其进行补钾。

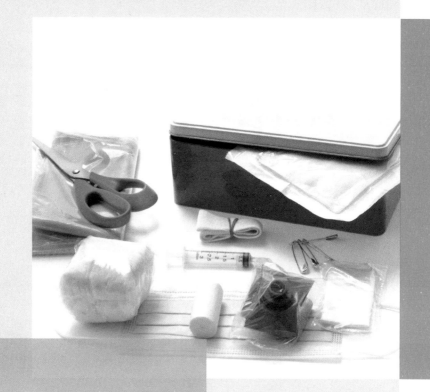

第六章
新生儿日常照护

第一节　居室环境

一、室内温湿度设置

　　新生儿期是小儿脱离母体开始独立生活的第一个阶段，对温湿度要求相对较高，以逐渐适应新的环境。一般情况下，足月儿室的温度宜设置为22~24℃，相对湿度为55%~65%。可以在新生儿居住的房间挂一个温湿度计，随时监测居室内温湿度。环境温度对新生儿的体温调节有很大的影响，室温太高可能引起新生儿发热，室温太低则可能引起新生儿体温不升或过低。

　　除了通过温度计来检测环境温度以外，新生儿的手心和后背的冷暖是很好的衡量标准。家长用手抚摸新生儿的颈部，如果感觉温热，不潮无汗，说明环境温度或穿着刚好合适；如果新生儿背后或手心出汗，说明过热，可以适当地降低环境温度或减少衣服；反之，如果新生儿手脚、颈后项凉凉的且无汗，则说明过冷，应当提高环境温度或加衣服。

　　当使用冷暖空调来维持室内温湿度时，应让新生儿避开出风口，避免冷暖风直吹。新生儿的房间每天至少开窗通风3次，每次15~20min。空调房一般较干燥，可选择在房间放水盆或加湿器来增加房间湿度，以减少新生儿因空气干燥而导致呼吸道敏感性增加。

二、新生儿房间的布置

（一）　室内环境安全

　　新生儿房间里的东西都必须安全实用。房间里的用物不要有尖锐的角，地板要选用防滑的环保材料。窗户要有防护栏，房间里的插座或电器开关应尽量安装在隐蔽处，或位于成年人才能碰触到的高度。新生儿床的围栏高度应超过其腰平面，围栏的间隙也不可过宽。床垫可选择传统的棉制品，但不能过软。

　　新生儿抵抗力较弱，应选择家里通透性好的房间作为宝宝房，便于通风换气。装修时应选择儿童专用的环保板材或涂料，装修好的房间应开窗通风半年以上，最好经过环保检测符合健康标准后再入住。新生儿的房间不宜过分讲究装饰和摆设，以免增加室内空气污染；也不宜种植花草，以免造成新生儿过敏或感染。

（二）　营造温馨的室内环境

房间内的色彩可以根据新生儿的性别、父母的喜好来选择，尽量选择鲜艳的颜色，以暖色系为主。除此以外，还应该为新生儿准备专用的婴儿床、婴儿车、衣柜、纯棉的被子、柔软的枕头、防水垫、台灯及适龄玩具如响铃、颜色鲜艳的布偶等。

三、光线和噪声

噪声对新生儿正在发育中的大脑有很多不良反应，可引起心率、呼吸、血氧饱和度的变化，从而影响新生儿正常的神经系统发育。噪声还可影响新生儿正常的睡眠习惯。因此，新生儿的房间应尽量处于较安静的环境中，门窗隔音良好。

室内光线要柔和，强光可影响新生儿的睡眠，对视力和体重增长也有很大影响，扰乱新生儿早期的睡眠节律将影响其睡眠质量，从而导致情绪不稳定，易哭闹。因此，新生儿房间的灯光要柔和，晚上可以选择开台灯或地灯。窗帘要有一定的遮光性，白天光线较强时，应适当地把窗帘拉上，避免阳光直射新生儿的眼睛。

第二节　新生儿生活照护

一、衣着、新生儿包裹、睡眠、抱姿

(一)　新生儿的衣着

　　新生儿的皮肤柔嫩，在为新生儿选择衣服时除了讲究美观外，应更多地考虑衣服的保暖性能、质地、穿着安全、容易穿脱等方面。（图 6-1）

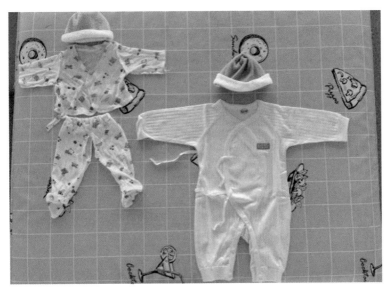

图 6-1　新生儿衣着

1. 保暖性能好

　　新生儿体温调节功能差，体温容易随外界温度的变化而变化，因此一定要为新生儿选择保暖性、吸湿性、通气性好的衣服。

2. 柔软舒适

　　尽量选择纯棉的衣服。可减少对新生儿皮肤的不良刺激，增进舒适。新生儿的衣服还要求质地柔软，容易清洗，尤其是新生儿的贴身衣物一定要柔软舒适，不能太厚。

3. 大小合适

如果新生儿的衣服太大不贴身，影响保暖。而如果太紧太小，可能影响新生儿血液循环以及运动和发育。

4. 式样简单

新生儿衣服的式样应简单，不要选择有衣领的衣服，因为新生儿的颈部较短，衣领会过多摩擦新生儿的下巴及颈部皮肤，造成不适。

5. 穿着安全

选择用布带捆绑的，尽量不要购买有纽扣或拉链的衣服，避免细小零件脱落而发生危险。新生儿的衣服最好选前开衫，避免后开衫可能出现压伤或影响舒适度。衣服上的抽绳和花边要固定牢固，以免脱落缠住新生儿的手脚。尽量选择颜色浅的素色衣服，以免衣服染料中的各种化学成分刺激新生儿的皮肤。贴身衣物要选择接缝少的，过多的缝线或花边容易造成不适甚至压伤。

6. 穿脱方便

新生儿的衣物应容易穿脱、稍带弹性，避免过分牵拉新生儿。避免穿套头衫。

7. 单独清洗

新生儿的衣物应单独洗涤，最好使用无刺激性的儿童专用肥皂清洗，尽量手洗。清洗干净后的衣服可在太阳下曝晒，达到消毒的效果。

（二）　新生儿的包裹

新生儿的小腿稍向外弯曲，是子宫内的环境造成的，属于正常的生理现象，随着生长发育会自然变直。不要把婴儿双臂紧贴躯干，把双腿拉直，用布、毯子或棉布进行包裹并在外面用带子捆绑起来，打成"蜡烛包"。"蜡烛包"限制新生儿胸廓的运动，影响其胸廓和肺脏的发育；而且使四肢活动"失去自由"，不利于新生儿肌肉和关节的活动，影响大脑和全身的生长发育。在合适温度的室内是没有必要包裹的，只要给新生儿穿上厚薄相宜的合体衣物即可。

正确包裹新生儿的方法是让新生儿躺在毯子的对角线上，将一侧的角拉起包住新生儿后对折放在新生儿臀下，再将另一侧的角拉起折放于身体另一侧身下，毯子较长的一角可轻轻下折放于臀下。气温较低或外出时，可以给新生儿上身穿合适的衣服，再用柔软的绒布或棉布齐腋下包住，胸部以成人手能插入为宜；新生儿双腿保持蜷曲状态，能自由蹬踢。（图 6-2）

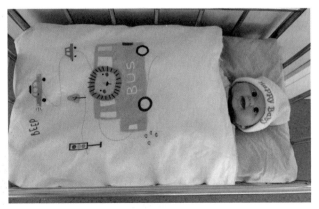

图 6-2 新生儿的包裹

（三）　注意睡眠安全

新生儿的睡眠每日可达到 20h 以上，所以保证睡眠安全，防止婴儿猝死综合征（SIDS）等是非常重要的。安全睡眠应遵循以下原则：

（1）新生儿睡觉时应处于侧卧位，不应该趴着睡觉。

（2）新生儿的床垫应具有一定的硬度，最好有经过安全认证。不要让新生儿睡在松软的物体上，如毯子或绵羊皮。

（3）不要在新生儿睡觉的区域放置毯子、被子、枕头、软质玩具和婴儿床围。冬天较冷时，可为新生儿叠层穿上轻便的衣物或者是包脚的连身睡衣。如果使用褓襁，不要让新生儿包得太紧或将新生儿的手臂交叉在胸口，否则容易影响正常呼吸。褓襁的毯子不应该离新生儿的脸或头太近，否则可能因为褓襁毯子移位造成新生儿窒息。

（4）当新生儿睡在独立的婴儿床上并与成年人同室，可降低婴儿猝死综合征的风险。

（四）　新生儿的抱姿

1. 腕抱法

新生儿头的比例较大，颈部肌肉发育不成熟，不足以支撑起头部的重量。抱新生儿时，一定要注意托住新生儿的头颈部。家长可以选择先让新生儿平卧，然后把一只手放到新生儿的头颈下，拇指与其他四指分开，用整个手掌从后面托住新生儿的头颈部。另一只手放到新生儿的臀部下面，手掌包住整个臀部，慢慢地利用手臂和腰部的力量把新生儿抱到胸前。手托法较多用于把新生儿从床上抱起和放下，也可以作为腕抱法的前面步骤。不宜长时间使用。

在日常生活中腕抱法更加适用。可以让新生儿平卧，家长弯腰，左手伸到新生儿的颈下，让新生儿的头枕在家长的臂弯里，家长用手肘部托住新生儿的头颈，手掌和前臂托住新生儿的腰背部。右前臂从新生儿身上伸过，护着新生儿腿部，右手掌护着新生儿的臀部和腰部，将新生儿横抱在胸前。（图6-3）

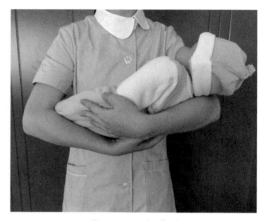

图 6-3　腕抱法

2. 竖抱法

新生儿期不宜笔直地竖着抱宝宝。因为竖抱时，新生儿头部的重量会全部压在脊柱上，而新生儿的颈肌还没有完全发育，容易对新生儿的脊椎造成损伤，甚至可能影响将来的生长发育。

二、眼、鼻、耳、口腔、指甲、脐部、臀部照护

1. 眼、耳、口、鼻的护理

（1）每天用生理盐水或3%硼酸清洁眼部。

（2）如果出现眼睛发炎，用0.25%氯霉素或金霉素眼药膏治疗。

（3）如果发生鹅口疮，用2%碳酸氢钠溶液清洁口腔，再涂制霉菌素甘油混悬液；对于局部制霉菌素疗效欠佳的新生儿，可给予口服氟康唑。

2. 指甲的修剪

新生儿的指甲质地柔软，容易折弯，却也非常尖锐。为新生儿修剪指甲，可防止皮肤抓伤。常用的工具有：小指甲刀、指甲锉等。通常护理指甲的最佳时间是在新生儿熟睡后或者喂奶时。

3. 脐部的护理

（1）新生儿脐带脱落前，应尽量保持脐部周围皮肤干燥。洗澡后，应先用小棉棒擦拭干净，再做脐部护理。

（2）尿布大小要合适，包尿布时应将脐带断端露出，避免摩擦和拉扯，以免皮肤破损甚至出血。

（3）用 75% 乙醇，由内至外消毒脐部。

（4）若脐带根部有少量渗出，应增加脐部消毒护理的次数，局部保持干燥。若红、肿、分泌物流出等炎症表现未改善，应立即就医。

4. 臀部的护理

（1）臀部护理前的准备：调节室温至 24~28℃，洗净双手，准备好合适的尿布、小毛巾、湿纸巾、棉签、护臀膏、污物桶和小水盆（内盛清水 2/3 满，水温冬季为 38~39℃，夏季为 37~38℃）。

（2）臀部护理的方法：让新生儿仰卧于床上，然后，解开尿布带，露出臀部，以原尿布上端两角洁净处轻拭会阴部及臀部，并以此盖上污湿部分垫在臀部下面。用湿毛巾轻轻地由前向后洗净会阴部、臀部，然后用毛巾擦干。如果新生儿有排便，应先用湿纸巾擦净粪便再用温水清洗，在此过程中可观察大便的颜色、性状、量。清洗会阴部时，提起新生儿双足，让臀部略抬高，把尿布一头平展地放置在新生儿的臀部及腰下，放下新生儿双足，观察臀部皮肤，如臀部皮肤有异常则应做好相应处理。将尿布的另一头由两腿之间拉上至下腹部，用松紧带固定在腹部。或直接为新生儿系上大小合适的纸尿裤。尿布不应超过脐部，防止污物渗入脐带部位。臀部护理后，为新生儿整平衣服。

三、传统尿布和纸尿裤的使用

新生儿肌肤娇嫩，容易患尿布皮炎，因此尿布的选择十分重要。可根据新生儿情况和家庭条件，来选择柔软、舒适、吸水性强的尿布或纸尿裤。

1. 传统尿布

传统尿布为棉布质地，具有柔软、舒适、无刺激、通气性好、经济等优点。可以选择家里的旧棉布做尿布，如大人的旧棉布衫、棉布裤、旧床单等，剪成合适的大小（大尿布 80cm×80cm，小尿布 60cm×60cm，根据新生儿的胖瘦来选择），洗干净后用开水烫一烫，在太阳下暴晒后备用。也可以选择市场上出售的纯棉纱布做尿布，清洗干净即可使用。传统尿布可重复使用，减少皮肤过敏，从而减少婴儿尿布疹的发生。但传统尿布的缺点是：难清洗、防水性差，容易弄脏衣服、床单。所以传统尿布不适合外出或睡觉时使用，使用传统尿布时一定要勤观察、勤更换。

2. 纸尿裤

纸尿裤的优点是使用方便，节省了清洗尿布的时间；吸水性强、防渗漏，增加了新生儿的舒适度；更换一次后可以较长时间使用，尤其是晚上和外出时，减少更换尿布的频率。原则上要选择柔软、舒适、对新生儿皮肤刺激性小的纸尿裤。纸尿裤不能过硬过厚，以免导致新生儿腿部变形。纸尿裤的缺点是：费用较高，不环保，部分新生儿有对纸尿布过敏的现象。（图6-4）

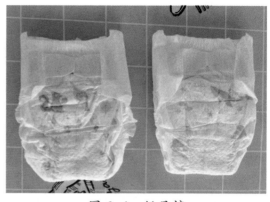

图6-4　纸尿裤

无论是传统尿布还是纸尿裤都各有优势，也各有不足。可根据具体情况间隔使用，如白天在家的时候可以选择传统尿布，外出或睡觉的时候则选择纸尿裤。这样既可以适当节约成本，又能促进母婴的舒适度。

四、新生儿沐浴

1. 目的
（1）保持皮肤清洁，预防皮肤感染，帮助皮肤散热。
（2）促进血液循环和新陈代谢，活动肌肉和肢体。
（3）观察全身情况。

2. 评估要点
评估新生儿一般情况，如体温、进食、排便、哭声、面色、睡眠、精神等情况。

3. 操作准备
（1）个人准备：修剪指甲，取下首饰，洗手，戴口罩。
（2）环境准备：环境安静，关闭门窗，调节室温至26~28℃。
（3）用物准备：清洁衣物、尿布、襁褓、浴巾、毛巾、消毒棉签、弯盘、爽身粉、75%乙醇、5%鞣酸软膏或护臀霜、浴盆、洗发水、沐浴露、水温计、体温计。

4. 操作步骤（表 6-1）

表 6-1 新生儿沐浴的操作步骤

操作步骤	操作方法	注意事项
评估环境	环境安静，关闭门窗，调节室温至 26~28℃。	
备齐用物	携用物至沐浴室，按使用顺序摆放好（图 6-5）。	
准备热水	放水至浴盆水深 5~8cm，调节水温 38~42℃。	用温度计或者手肘测量温度。
脱去衣裤	将新生儿抱至沐浴室。松开襁褓，脱去衣服，保留尿布，用大毛巾包裹新生儿全身（图 6-6）。	
面部擦洗	依次擦洗眼（从内眼角到外眼角）、鼻、口、面部、耳朵（图 6-7）。	
头部洗浴	抱起新生儿，左手掌托住脑袋，左手拇指、中指堵住外耳道口。左臂及腋下夹住新生儿躯干及下肢，右手将洗发水挤于手上搓揉后洗头、耳后，用清水冲洗、擦干（图 6-8）。	不可直接将洗发水倒在新生儿头部，避免耳朵进水。
抱入浴盆	解开大毛巾，平铺于浴台上，去掉尿布，观察大小便情况及全身皮肤情况。左手握住新生儿左臂及腋窝处，使其头颈部枕于左前臂，用右臂托住新生儿右腿，右手握住新生儿左腿靠近大腿根部处，轻放入水中（图 6-9）。	抱入时防新生儿滑脱。
身体洗浴	松开右手，拿小毛巾沾水淋湿新生儿全身后依次清洗脖子、腋窝、手臂、胸腹部、会阴部、下肢。洗背部及臀部时，使新生儿俯于操作者右前臂上，依次清洗后颈部、背部及臀部。清洗好背部后将新生儿翻成仰卧位（图 6-10、图 6-11）。	左手始终握住新生儿，只有在洗背部时，左右手交接新生儿，使其头靠在右手臂上。
擦干	按抱入法抱出，用大毛巾擦干（图 6-12）。	擦干时动作要轻柔。
全身护理	充分暴露脐部，用干棉签吸干脐窝水分，并用 75% 乙醇棉签消毒脐窝，必要时皮肤皱褶处扑新生儿爽身粉，臀部涂 5% 鞣酸软膏或其他护臀霜（图 6-13）。	用 75% 乙醇消毒脐部。
穿好衣裤	包好尿布，穿好衣服，裹好襁褓（图 6-14、图 6-15）。	
送回整理	送回母亲处，整理清洗用物	

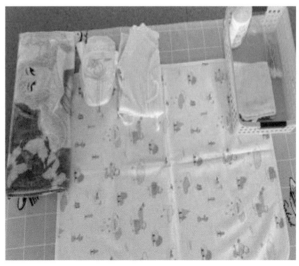

图 6-5　用物准备

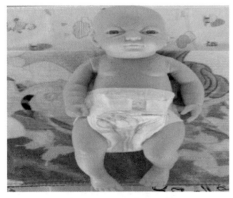

图 6-6　脱去衣裤

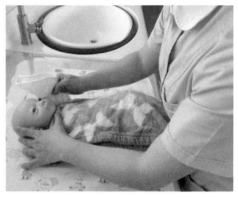

图 6-7　面部擦洗

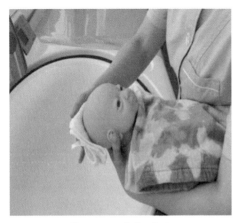

图 6-8　头部洗浴

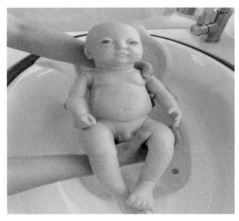

图 6-9　抱入浴盆

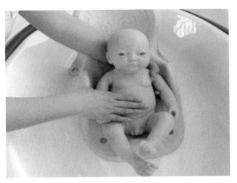

图 6-10　身体洗浴（正面）

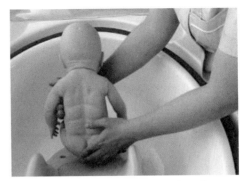

图 6-11　身体洗浴（背面）

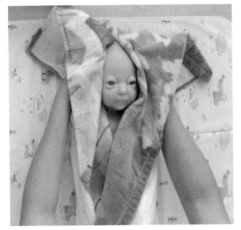

图 6-12　擦干

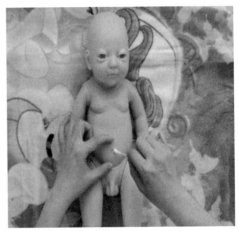

图 6-13　全身护理

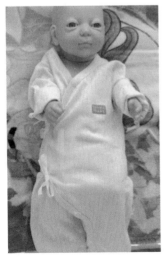

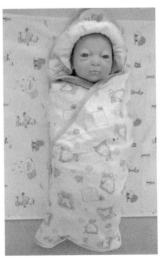

图 6-14　穿好衣裤（Ⅰ）　　图 6-15　穿好衣裤（Ⅱ）

5. 注意事项

（1）沐浴应在进食后 1h 进行。

（2）注意观察全身皮肤、四肢活动情况。

（3）注意保暖，避免受凉；注意水温，防烫伤；不可将新生儿单独留在台面上，防坠落伤。

（4）注意保护未脱落的脐带残端，避免脐带被水浸泡或污染，可使用脐带贴保护脐部。

（5）新生儿头部如有皮脂结痂不可用力去除，可涂油剂浸润，待痂皮软化后清洗。

（6）毛巾、澡盆、浴巾等用具应做到"一婴一用一消毒"。

五、新生儿抚触

1. 目的

（1）通过皮肤接触，促进新生儿神经系统发育。

（2）促进新生儿胃肠蠕动，有利于食物的消化和吸收。

（3）改善睡眠质量，促进生长发育。

2. 评估要点

评估新生儿一般情况，如体温、进食、排便、哭声、面色、睡眠、精神等情况。

3. 操作准备

（1）个人准备：衣帽整洁，修剪指甲，取下首饰，洗手。

（2）环境准备：调节室温 28℃以上，播放柔和的音乐。

（3）用物准备：新生儿润肤油、浴巾、干毛巾、尿布、清洁衣服、襁褓、音乐播放机、手消毒液。

（4）新生儿准备：新生儿不宜过饿、过饱，宜在两餐间或沐浴后、清醒安静的状态下抚触。

4. 操作步骤（表 6-2）

表 6-2　新生儿抚触的操作步骤

操作步骤	操作方法	注意事项
评估	评估新生儿一般情况。播放柔美的音乐。	新生儿抚触时不宜过饿或过饱。

续表

操作步骤	操作方法	注意事项
脱去衣裤	铺浴巾于台面上，脱去衣裤和尿布，观察大小便情况，检查全身皮肤，用小毛巾遮盖胸腹部以保暖。	
温暖双手	取适量新生儿润肤油，摩擦温暖双手。	摘下手上戒指、手镯等饰物。
头面部抚触	双手拇指指腹从眉心向太阳穴滑动，轻轻按压太阳穴。双手拇指指腹从下巴中央向耳前方滑动，划出微笑状，在耳前方轻轻按压。一手轻托新生儿头部，另一手的指腹从前额发际向上、后滑动至后下发际，停于耳后，轻轻按压。同样方法抚触另一侧头部，避开囟门（图6-16、图6-17、图6-18）。	避免按压前囟。
胸部抚触	两手分别从胸部外下方靠近两侧肋下缘向对侧外上方交叉推进滑动至肩部，在胸部形成一个交叉的十字形（图6-19）。	操作时需避开乳头。
腹部抚触	暴露新生儿腹部，双手分别放于下腹部，交替按顺时针方向抚触腹部（图6-20）。	注意避开未脱落残端的脐部。
上肢抚触	用小毛巾遮盖胸腹部。两手交替握住新生儿上臂向腕部滑行，分段搓、捏、揉肌肉及关节。用双拇指指腹从新生儿手掌心按摩至指端，并轻轻提拉每个手指。同法抚触另一侧上肢和手掌心、手指（图6-21、图6-22、图6-23）。	从手腕部换手至上臂时，必须保持有一只手握住新生儿手腕部。
下肢抚触	两手交替握住新生儿大腿根部向脚踝部滑行，分段搓、捏、揉肌肉及关节。用双拇指指腹从新生儿足底按摩至趾端，并轻轻提拉每个脚趾。同法抚触另一侧下肢和足底、脚趾（图6-24、图6-25、图6-26）。	从脚腕部换手至大腿时，必须保持有一只手握住新生儿脚踝部。
翻身	取下小毛巾，翻身成俯卧位，将新生儿头偏向一侧，双手放于身体两侧（图6-27）。	
背、臀部抚触	以脊柱为中线，双手分别由脊柱中央向两侧滑动，从肩部向下至骶尾部，双手在两侧臀部做环形抚触。最后用手掌由头顶沿脊柱抚触至骶部（图6-28）。	
穿好衣裤	为新生儿翻身，包好尿布，穿好衣服，裹好褪袱（图6-29、图6-30）。	

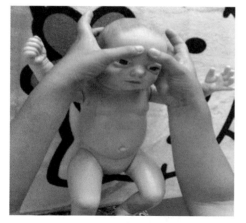

图 6-16 头面部抚触（Ⅰ）

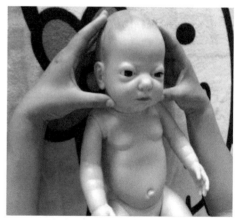

图 6-17 头面部抚触（Ⅱ）

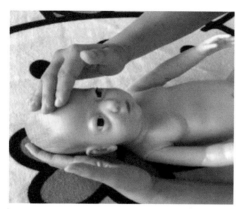

图 6-18 头面部抚触（Ⅲ）

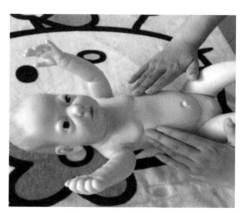

图 6-19 胸部抚触

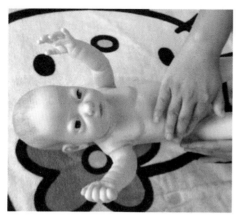

图 6-20 腹部抚触

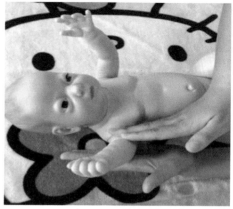

图 6-21 上肢抚触（Ⅰ）

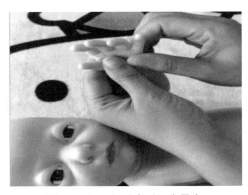

图 6-22　上肢抚触（Ⅱ）

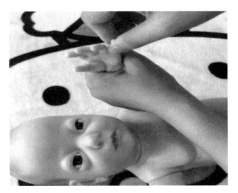

图 6-23　上肢抚触（Ⅲ）

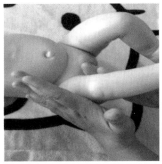

图 6-24　下肢抚触（Ⅰ）

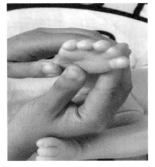

图 6-25　下肢抚触（Ⅱ）

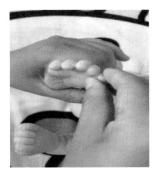

图 6-26　下肢抚触（Ⅲ）

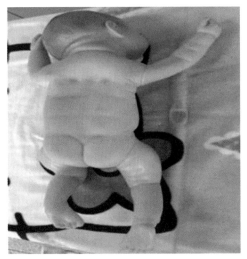

图 6-27　翻身

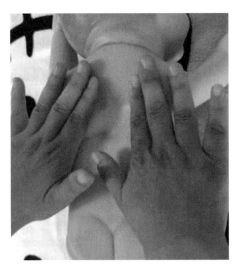

图 6-28　背、臀部抚触

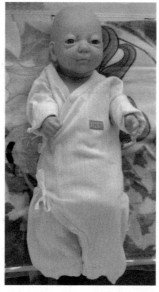 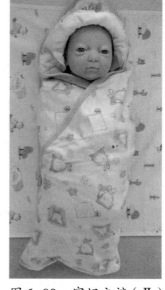

图 6-29　穿好衣裤（Ⅰ）　图 6-30　穿好衣裤（Ⅱ）

5. 注意事项

（1）根据新生儿状态选择抚触时间，避免在饥饿或进食后 1h 内进行，最好在新生儿沐浴后进行，每次 10~15min，每天 2~3 次。

（2）注意保暖，避免受凉。刚开始抚触时，动作轻柔，根据新生儿耐受力逐渐增加力量。

（3）在抚触过程中注意安全，防止因润滑油作用而使新生儿滑脱；操作过程不宜离开新生儿，防坠落伤。

（4）抚触过程中，应不断与新生儿进行目光及语言的交流。

（5）抚触过程中注意观察新生儿反应，如有异常（哭闹、肤色改变等）应暂停抚触，反应持续 1min 以上应停止抚触。

六、新生儿用品清洁、消毒

（一）　新生儿奶嘴与奶瓶

新生儿奶瓶和奶嘴必需彻底洗净、消毒。至少每半天消毒一次。

消毒前的准备：餐后将奶瓶里残余奶倒掉，把奶瓶全部拆开，分为奶嘴、旋转盖、奶瓶、奶瓶盖，用流动水进行冲洗，确保没有残余奶，适当滴入几滴奶瓶清洗液，用奶瓶刷洗刷奶瓶内部及瓶口螺纹处，确保里外洗刷干净，再用清水冲洗干净。需要特别留意清洗奶嘴孔，确保没有污物残留，只有在清洗干净后才能彻底消毒。

1. 沸水消毒

将奶瓶、奶嘴及配件完全浸泡在水中，沸水里煮 3~5min。但不应煮得太久，否则会加速塑料奶瓶的老化。一次消毒的物品不应放置太多，以不超过容量的 3/4 为宜。煮好后取出奶瓶、奶嘴及配件，以备用。

2. 蒸汽消毒

按说明书要求，将适量的水倒入底盘；把洗净的奶瓶放进下层篮筐，瓶口朝下，其他较小配件如奶嘴、奶瓶盖等可放进上层篮筐，将上、下篮筐叠起（图 6-31）。盖上盖子，轻按启动按钮。消毒过程完成后，消毒锅的指示灯会自动关闭。取出奶瓶、奶嘴及配件，以备用。

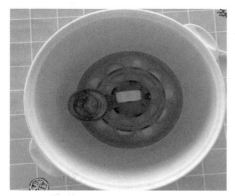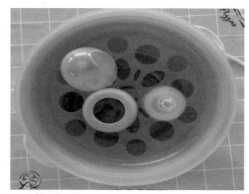

图 6-31　蒸汽消毒奶瓶

（二）　玩具

应该对新生儿的玩具定期进行清洁、消毒。一般来说，煮沸、晾晒的方式会相对安全。不同材质的玩具采用不同的处理方法：

1. 木制玩具

将洗净的木制玩具放在开水中煮沸 10min 左右即可。晾晒前要用干净的布将玩具表面的水抹掉，每件分开摆放在清洁的平面上晾干。晾晒时还要注意翻动，让不同的侧面都能充分干燥（图 6-32）。

2. 塑料和橡胶玩具

塑料或橡胶玩具的材质与奶瓶类似，可用婴儿专用的奶瓶清洗液和干净的刷子来清洁，然后用大量清水冲洗干净。放在网兜内悬挂晾干，或者放在干净的塑料筐内，置于通风处自然风干（图6-33）。

3.毛绒玩具

可先用婴幼儿专用洗衣液将玩具清洗干净。在烈日下暴晒4~6h，借助太阳紫外线的照射，起到消毒杀菌的作用（图6-34）。

4.电动玩具

在清洁电动玩具前，要先拆下电池，然后用清洁的湿布擦拭。再用75%乙醇的纱布擦拭表面，等乙醇完全挥发后再玩（图6-35）。

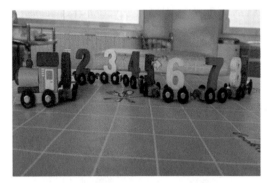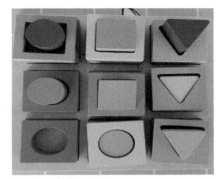

图6-32 木制玩具

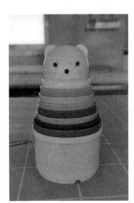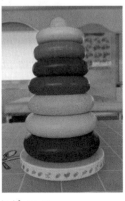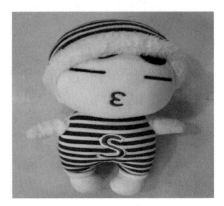

图6-33 塑料玩具　　　　　　图6-34 毛绒玩具

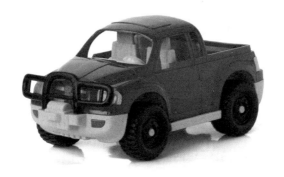

图 6-35　电动玩具

（三）　衣物与被褥

新生儿衣物通常要和大人的分开清洗，同时为了避免洗衣机内的细菌污染，新生儿的衣物最好手洗。在清洗时用热水比较好，温度以 50~60℃ 为宜，选择婴幼儿专用洗衣剂或肥皂。不要使用除菌剂、漂白剂、84 消毒液、含酶的洗衣粉和衣物柔顺剂等，这些都会对新生儿皮肤造成刺激。新生儿衣物漂洗干净后，最好用太阳暴晒的办法除菌消毒。如果碰到阴天，可以在晾到半干时用电熨斗熨一下，熨斗的高温同样也能起到消毒的作用。

新生儿使用的被褥应经常放在阳光下晾晒，被大小便污染过的被褥，应及时清洗。清洗被褥的要求与衣物类似。

（四）　尿布

新生儿使用传统的棉质尿布时，应做好消毒、清洁。尿布应随换随洗，可选用中性肥皂。有粪便的污湿尿布应先用水冲洗干净后再洗。最后放在阳光下晒干，也可以在漂洗干净后用开水烫过再晾晒。

第三节　新生儿喂养

一、母乳喂养

　　母乳是宝宝 6 个月内最理想的天然食品，是任何代乳品都无法媲美的。母乳的营养成分会随着产后母体的变化以及哺乳的不同阶段而发生变化。

（一）　母乳的分期与成分变化

　　母乳按不同的阶段可分为初乳、过渡乳、成熟乳。

　　1. 初乳

　　初乳是指孕后期及产妇产后 3~5d 内的乳汁。初乳少，淡黄色且质稠，含有较少脂肪，较多蛋白质（主要为免疫球蛋白），并含初乳小球、维生素 A、牛磺酸、矿物质等。

　　2. 过渡乳

　　过渡乳是指产妇产后 5~14d 以内的乳汁。过渡乳的脂肪含量随着时间的推移逐渐增加而蛋白质含量逐渐降低。

　　3. 成熟乳

　　成熟乳是指产妇产后 14d 之后的乳汁。随哺乳时间的延长，蛋白质与矿物质含量逐渐减少。正常乳母平均每天泌乳量随时间而逐渐增加，成熟乳量可达 700~1000ml。

（二）　母乳喂养的优点

　　1. 母乳喂养对婴儿的好处

　　（1）提供足够营养。

　　（2）保护婴儿健康。

　　（3）促进婴儿发育。

　　（4）利于增强母婴感情。

　　2. 母乳喂养对母亲的好处

　　（1）促进母亲乳汁分泌。

（2）促进子宫收缩，减少产后出血，加速子宫恢复。

（3）有助于产后体重下降，促进体形恢复。

（4）避孕，哺乳期可推迟月经复潮及排卵期。

（5）降低女性患乳腺癌、卵巢癌的风险。

3. 母乳喂养对家庭的好处

（1）减轻家庭经济负担。

（2）有助于产妇和其他家庭成员更好地休息。

（3）减少婴幼儿生病的概率。

二、人工喂养

（一）　人工喂养相关知识

1. 人工喂养概念

是指由于各种原因,无法进行母乳喂养时,完全使用配方奶或其他动物乳(牛乳、羊乳、马乳等)喂哺婴儿的方式。

2. 摄入量估计

婴儿的体重、配方制品规格是估计婴儿配方奶摄入量的必备资料，应按照配方奶粉的说明进行正确配制。一般市面上销售的婴儿配方奶粉100g能提供能量约500kcal，以小于6月龄婴儿为例，能量需要量为90kcal/（kg·d），故需婴儿配方奶粉约18g/（kg·d）或135ml/（kg·d）。

（二）　人工喂养操作

1. 目的

了解人工喂养的知识，熟练掌握人工喂养的方法。

2. 评估要点

（1）婴儿一般情况（进食、排便、哭闹、面色、睡眠、精神等）。

（2）奶嘴选择是否合适，选择的配方奶粉是否会过敏。

3. 操作准备

（1）环境准备：环境宽敞、明亮、安全。

（2）护理员准备：服装整洁，洗净双手，戴口罩。

（3）物品准备：奶粉、奶瓶、奶嘴、温开水、小毛巾、围嘴。

4. 操作步骤（表6-3）

表6-3 人工喂养（以配方奶粉为例）的操作步骤

操作步骤	操作方法	注意事项
婴儿准备	婴儿完全醒觉状态，检查婴儿大小便，清洁双手，为婴儿戴上围嘴。	如尿布已满或有大便，应先更换尿布。
配奶	（1）参考配方奶粉包装上的用量说明，按婴儿体重，将适量的水加入奶瓶中。 （2）用奶粉专用的计量勺取适量奶粉，用奶粉盒（筒）口平面处刮平，放入奶瓶中。 （3）旋紧奶嘴盖，一个方向轻轻摇晃奶瓶，或双手搓瓶身，使奶粉溶解至浓度均匀（图6-36）。 （4）将配好的奶滴到手腕内侧，感觉温度适宜便可以给婴儿食用。	（1）奶瓶、奶嘴要提前消毒，干燥。 （2）严格按照包装上说明配奶，避免随意取用奶粉。 （3）进行操作（3）时，不要上下摇晃奶瓶，以免摇出过多泡沫。
喂奶	（1）将婴儿抱入怀中，头部置于护理员的肘弯处，用前臂支撑婴儿的后背使其呈半坐姿势。 （2）用奶嘴轻触婴儿下嘴唇，然后将奶嘴小心放入婴儿口中，奶瓶始终保持倾斜，使奶液充满奶嘴（图6-37）。 （3）喂奶完毕，用手轻轻按压婴儿下颌，即可拔出奶嘴。	（1）奶嘴轻触婴儿嘴唇，能刺激婴儿吸吮反射。 （2）注意使奶瓶保持一定倾斜度，使奶液充满奶嘴，防止婴儿吸入空气引起溢奶。
拍嗝	喂奶完毕，身体前倾用肩接婴儿头，将婴儿竖抱，用空心掌从下往上轻拍婴儿后背，使婴儿打嗝后，让其右侧卧位安睡（图6-38）。	拍嗝能避免胃胀气引起婴儿不适。
整理	（1）将瓶中剩余的奶液倒出。 （2）将奶瓶、奶嘴分开清洗干净，放入水中煮沸或使用专用消毒锅消毒（图6-39）。 （3）将其他用品清洁整理，摆放整齐。	

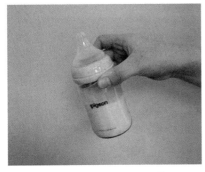
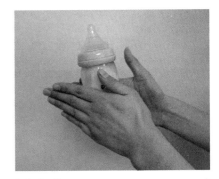

图6-36 混匀奶粉

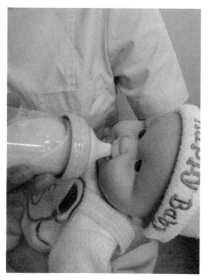

图 6-37 喂奶

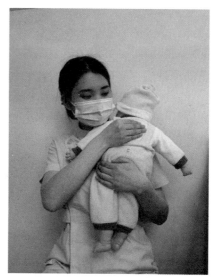

图 6-38 拍嗝

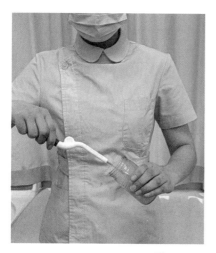

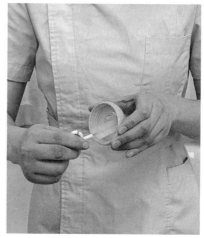

图 6-39 清洗奶瓶

5.注意事项

（1）选用合适的奶嘴型号、奶瓶，同时令奶液的温度适宜。

（2）由于婴儿体质存在个体差异，有些婴儿喂配方奶粉时，偶尔会出现过敏现象，如出现过敏反应要更换配方奶粉。

（3）若哺乳时间长，奶液渐凉，其间应加温至所需温度，再继续喂养。

（4）喂养时护理员尽量与婴儿的眼睛对视。

(三)　配奶用物的准备与清洁、消毒

配奶用物消毒，可以用以下两种方法：煮沸法、消毒锅消毒法。

煮沸消毒法在下面操作中讲授；消毒锅消毒法按说明书进行操作。

(四)　配奶用物的准备与清洁、消毒操作

1. 目的

熟练准备配奶用物，了解奶瓶清洁、消毒的目的，严格做好奶瓶的清洁、消毒。

2. 评估要点

（1）选择合适奶瓶（材质、透明度、硬度、气味）及奶嘴。

（2）选择合适的清洁、消毒用品，选择正确消毒方法。

3. 操作准备

（1）环境准备：环境宽敞、明亮、安全。

（2）护理员准备：服装整洁，洗净双手，戴口罩。

（3）物品准备：奶瓶、奶嘴、奶瓶刷、小毛刷、奶瓶夹、消毒锅、小盆、纱布、小毛巾。

4. 操作步骤（表6-4）（以煮沸消毒法为例）

表6-4　配奶用物的准备与清洁、消毒的操作步骤

操作步骤	操作方法	注意事项
清洁、消毒前准备	清洁双手，准备好清洁、消毒用物。	
清洁奶瓶	（1）将奶瓶中剩余奶倒出。 （2）将奶瓶所有组件包括奶瓶、瓶盖、奶嘴、套环全部拆开。	必要时可用奶瓶清洁剂进行清洗。
清洁奶瓶	（3）逐一用刷子刷去残留的乳汁，再用流水冲洗干净。 （4）奶瓶用大刷子刷洗内面，奶嘴洞、奶嘴内侧及奶瓶盖的沟纹处，宜用小刷子刷洗（图6-41）。	
消毒	（1）用消毒锅消毒或热水煮沸消毒。 （2）热水煮沸消毒：将奶瓶放入锅内煮5~10min，奶嘴及瓶盖用纱布包住煮3min。	

续表

操作步骤	操作方法	注意事项
晾干、备用	（1）消毒后，用夹子将奶瓶、瓶盖、奶嘴、套环取出晾干。 （2）将晾干的奶嘴套好奶瓶盖。 （3）将晾干的奶瓶所有组件放入专用容器中，盖上干净纱布或小毛巾备用。	
整理	整理所用物品，摆放整齐。	

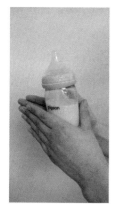 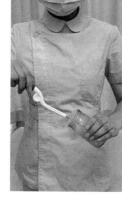 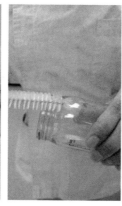 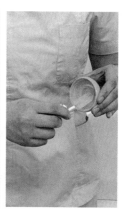

图 6-40　配奶　　　　　　　　图 6-41　　清洗奶瓶

5. 注意事项

（1）避免配方奶温度过热烫伤婴儿，留意奶嘴孔的大小是否合适，避免因奶嘴滴速过快，来不及咽下而发生呛奶。

（2）避免奶瓶、奶嘴等用具消毒不彻底而造成婴儿口腔、肠胃感染。

三、混合喂养

混合喂养相关知识

1. 混合喂养的概念

混合喂养是指同时采用母乳与配方奶或其他动物乳（牛乳、羊乳、马乳等）喂养婴儿的方式。

2. 混合喂养注意事项

母乳喂养如有下列情况，说明母乳不足，应适当补充配方奶粉。

（1）新生儿吃奶时间长，听不到吞咽声。

（2）睡眠不佳，时间少于 30min 就哭闹，且来回转头寻找乳头。

（3）大、小便次数减少，量也少。正常大便次数达到 2~6 次 /d，呈金黄色糊状，小便次数 10~30 次 /d。

（4）体重不增加或增加缓慢。正常每天体重增长 30~50g。

3. 混合喂养的方法

（1）补授法：适用于 6 个月以内、母乳不足的婴儿。补授时，母乳哺喂次数一般不变。在每次哺乳时，先喂母乳，待两侧乳房吸空后仍不能满足婴儿需要时，再添加配方奶或其他动物乳。先哺喂母乳有利于刺激母乳分泌。补授的乳量由小儿食欲及母乳量多少而定，即"缺多少补多少"。

（2）代授法：适合于 6 个月以后的婴儿。母乳喂养婴儿准备断离母乳开始引入配方奶或其他动物乳时宜采用代授法。用配方奶或其他动物乳替代一次母乳量，为代授法。即在某一次母乳哺喂时，有意减少哺喂母乳量，增加配方奶量或其他动物乳，逐渐替代此次母乳量。以此类推直到完全替代所有的母乳。

4. 混合喂养的要求

（1）坚持母乳优先的原则。

（2）每次哺乳时，要在吸空两侧乳房后，再增加配方奶粉进行补充。

（3）每个婴儿进食量不同，每天喂奶次数也应有所不同。

（4）喂哺用品的准备及奶具消毒办法同人工喂养。

四、母乳喂养技巧

（一）哺乳前的准备

1. 新生儿的准备

更换清洁尿布，让新生儿感到舒适。

2. 产妇的准备

（1）心理准备：放松心情，不要带着不良的情绪，也不要担心自己没有充足的奶量，怕新生儿吃不饱。当心理负担越重，越是没有奶水。

（2）用物准备：最好选择吸汗、宽松的衣服，这样才方便哺乳。擦乳房的毛巾、水盆要专用。母婴用品要绝对分开使用，以免交叉感染。

（3）清洁卫生：先洗净双手，用毛巾蘸温水擦净乳头及乳晕。

哺乳时，产妇可以选择坐位或者卧位进行喂哺，但不论哪种体位都必须使自己感到轻松和舒适。坐位哺乳时椅子高度要合适，可以将一个软垫或枕头置于产妇的背部。若椅子太高，可放一小凳子在产妇脚下，但不要使她的膝盖抬得过高，以免新生儿鼻子不能对着产妇的乳头。

1. 抱新生儿的四个要点

新生儿的头与身体成一条直线，身体贴近母亲，脸贴近乳房，鼻子对着乳房。产妇不仅要托住其头部和肩部，还要托住臀部。

2. 哺乳姿势

（1）摇篮式（图6-42）：这是轻松且常用的传统的哺乳姿势。足月新生儿或者产妇喜欢。

方法：产妇坐在舒适的椅子上，手臂和背部都有支撑，避免身体向新生儿倾斜，产妇怀抱新生儿，用臂弯托住新生儿的头部。新生儿的肚子贴着产妇的肚子，让新生儿侧面躺着，新生儿的头与身体成一条直线。

（2）交叉式（图6-43）：这种姿势可能更适合很小的婴儿、患儿、伤残儿或产妇喜欢。

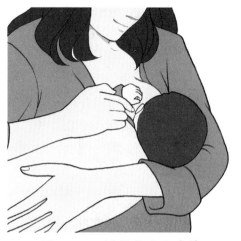

图 6-42　摇篮式哺乳姿势

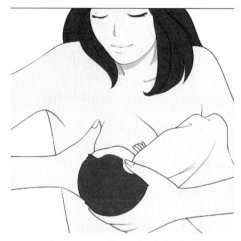

图 6-43　交叉式哺乳姿势

方法：这种姿势也叫做交叉摇篮式，它与摇篮式的不同之处在于：新生儿的头部不是靠在你的臂弯上，而是靠在你的前臂上。如果你用右侧乳房喂奶，就用左手和左臂抱住新生儿，使新生儿的胸腹部朝向你。用手掌托住新生儿头部后侧及耳朵下方，引导他找到乳头。

（3）橄榄球式（侧抱式）（图6-44）：剖宫产、体弱或含接奶头困难的新生儿、产妇乳腺管阻塞、双胎等或产妇喜欢。

方法：把新生儿夹在胳膊下面（与哺乳乳房同一侧的胳膊），就像夹着一个橄榄球或手提包一样。用枕头托住新生儿的身体和头部，产妇用手托住新生儿的枕部、颈部和肩部。

（4）侧卧式（图6-45）：剖宫产术后、分娩后第一天或产妇喜欢。

方法：侧卧式哺乳中便于休息，产妇侧卧，用一个枕头支撑头部，另一个枕头放在背部一侧。产妇一手支撑新生儿臀部，使新生儿侧卧与产妇相对，母婴腹部相贴，新生儿嘴与产妇乳头处于同一平面。头不要枕在产妇手臂上，产妇手不要按住新生儿头部，应让新生儿的头能自由活动，以避免乳房堵住新生儿的鼻部引起窒息。

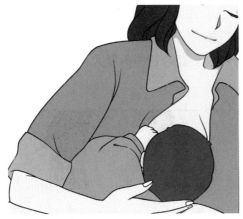
图6-44　橄榄球式哺乳姿势

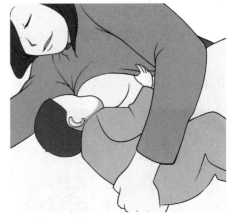
图6-45　侧卧式哺乳姿势

（四）　托起乳房的方法

1. C字形托起乳房

示指支撑着乳房基底部，手靠在乳房下的胸壁上，大拇指放在乳房的上方，两个手指可以轻压乳房，改善乳房形态，使新生儿容易含接。托乳房的手不要太靠近乳头。如果产妇的乳房大而且下垂，用手托住乳房可帮助乳汁流出。如果乳房小而高，则喂哺时不需要总托住乳房。

2. 注意事项

（1）手指不要靠乳晕太近或捏着乳头往新生儿口中放，以免影响新生儿含接。

（2）"剪刀"或"雪茄"式或用拇指和示指紧夹乳头或乳晕，这些托着乳房的姿势使新生儿不能很好地含接和有效地吸吮。"剪刀"式托住乳房会阻断乳汁的流出，但是当射乳反射过强时，可采用"剪刀"式减少乳汁流出，防止新生儿呛奶，此时要注意变换手指按压的方向。

（3）喂哺时，产妇因为担心乳房会堵住新生儿的鼻子，用手指将新生儿鼻子处的乳房组织向后压，但是这样容易导致乳腺管堵塞。

（五）　含接姿势

1. 新生儿正确的含接姿势（图 6-46）

产妇用 C 字形的方法托起乳房，用乳头刺激新生儿的口周围，使新生儿建立觅食反射。当新生儿的口张到足够大时，将乳头及大部分乳晕送到新生儿嘴中。

2. 正确含接的要点

（1）嘴张得很大。

（2）下唇向外翻。

（3）舌头呈勺状环绕乳晕。

（4）面颊鼓起呈圆形。

（5）新生儿嘴上方有更多的乳晕。

（6）慢而深地吸吮，有时叫停顿一会儿。

（7）能看见或听到新生儿吞咽。

新生儿的下颌贴在产妇的乳房上，嘴张得很大，将乳头及大部分乳晕含在口中。新生儿的下唇向外翻，嘴上方的乳晕比下方多，新生儿慢而深地吸吮，这是新生儿吃到母乳时很重要的征象，表明含接姿势正确，吸吮有效。

通常新生儿先快吸几口以启动泌乳反射，当乳汁流出并充满了新生儿的口腔时，即开始慢而深地吸吮，然后停顿一会儿，再开始几次较快的吸吮。可以听到吞咽声，有时可以看见吞咽的动作。

此时应注意产妇的反应。新生儿吸吮时，如果产妇很舒服而且很高兴，表明新生儿含接良好；如果产妇感觉不舒服或疼痛，表明新生儿含接不良。

3. 常见问题及处理方法

新生儿含接不正确时，通常表现为（图6-47）：

（1）新生儿嘴未张大，下唇向内翻。

（2）新生儿只含住乳头，未将大部分乳晕含在口中，易造成产妇乳头疼痛及皲裂。

（3）新生儿下颌未接触产妇的乳房，鼻子被乳房组织阻塞影响呼吸。

（4）新生儿吸吮时面颊内陷，不鼓起。

（5）新生儿一直快而浅地吸吮。

（6）新生儿吸吮时伴有"咂咂"声。

（7）由于含接姿势不正确，新生儿得不到足够的乳汁。

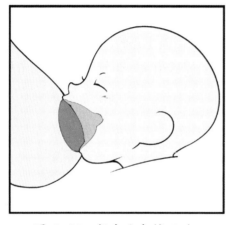 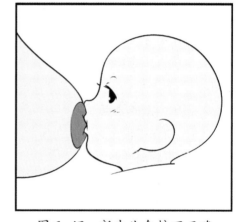

图 6-46 新生儿含接正确　　　　图 6-47 新生儿含接不正确

处理方法：新生儿含接错误时，需要按正确方法重新含接。为避免损乳头，产妇不要强行将乳头从新生儿口中拿出，可将清洁的手指轻压新生儿下颌，让其张口，再拔出乳头。

五、母乳喂养操作

1. 目的

（1）为新生儿提供营养、促进发育。

（2）提高新生儿免疫力。

2. 评估要点

（1）产妇的病情、意识状态、生命体征、临床诊断、操作目的。

（2）产妇自理能力、心理反应（紧张、羞涩等）及合作程度。

（3）新生儿一般情况，检查新生儿大小便。

3. 操作准备

（1）护理员准备：束起头发，剪短指甲，摘下手表及首饰。洗净双手（七步洗手法）、温暖双手。

（2）产妇准备：产妇和家属了解本项操作的目的、意义、过程和注意事项，并了解如何配合操作。

（3）环境准备：室内温度适宜，注意遮挡。

（4）物品准备：小方巾、长条巾、纸巾、湿巾、纸尿裤、靠垫、脚凳、哺乳枕、保温瓶、凉水杯、垃圾桶、垃圾袋。

4. 操作步骤（表6-5）

表 6-5　母乳喂养操作步骤

操作步骤	操作方法	注意事项
操作准备	（1）检查新生儿大小便，检查后洗手。 （2）做乳房擦洗与乳房按摩。	注意保护隐私。
姿势	侧卧位、摇篮式、橄榄球式、交叉式（图6-41至图6-44）。	
指导要点	（1）新生儿的头与身体成一条直线，身体贴近母亲，脸贴近乳房，鼻子对着乳房。 （2）产妇用 C 字形的方法托起乳房，用乳头刺激新生儿的口周围，使新生儿建立觅食反射。当新生儿的口张到足够大时，将乳头及大部分乳晕送到新生儿嘴中。	
哺乳时间	一侧吸吮 10~15min。	
乳房护理	哺乳后挤出 1~2 滴乳汁涂抹乳头，预防乳头皲裂。	
哺乳后护理	（1）垫长条巾、拍嗝。 （2）拍嗝后，新生儿卧位正确。	
整理	整理用物，清洗双手	

5. 注意事项

（1）乳头应正确含接，有效吸吮。

（2）学会判断奶量是否充足。

六、母乳喂养的常见问题及处理

（一）　母乳喂养中婴儿的问题

1. 哺乳的期限

《婴幼儿喂养全球策略》建议：6 个月以内婴儿采用纯母乳喂养。WHO 建议婴儿添加辅食后，仍尽量延长母乳喂养时间，可至宝宝 2 岁及以上。

2. 喂奶的间隔

（1）新生儿不适合按时哺乳：对于新生儿来说，是没有时间观念的，新生儿随时都会睡觉、哭闹、吃奶、玩耍，这让新手爸妈们感到特别疲惫。以往的观点为了减轻新爸妈们的负担，提倡对新生儿按时喂养，一般是每隔 2~3h 喂奶一次，但通过新的科学研究发现，按时喂养的方式并不适合新生儿。现在提倡的喂养方式为按需哺乳，即不受喂奶时间和次数的限制，随饿随吃。新生儿出生后 2~7d 内，喂奶次数需频繁，通常每日不少于 8 次。

（2）1~2 个月后的宝宝，可以改为按时哺乳：按时哺乳可以让疲惫的爸妈得到一定的休息。例如上午 6、9、12 点，下午 3、6、9 点，夜间 12 点各喂一次奶，深夜就逐渐让宝宝习惯不吃奶，这样有利于产妇和宝宝的夜间休息。3~5 个月后，可改为 3~4h 喂一次。半岁后可改为 4~5h 喂一次，并养成夜间不喂奶的习惯。每次喂奶时间不宜太长，以 15~20min 为宜。

3. 两侧乳房均衡喂奶

双乳喂奶不均衡将导致一侧乳房大于另一侧，不喂奶或喂奶较少的一侧乳房泌乳量将明显减少甚至停止泌乳。另外，一侧乳房的奶量不能满足日益长大婴儿的需要，故应维持两侧乳房正常泌乳。

产妇有时候会发现，新生儿只爱吃一侧乳房，对另一侧却不感兴趣。一旦出现这一状况，产妇需要检视一下造成新生儿这个习惯的原因。

（1）乳头凹陷或乳头过大：新生儿的小嘴含住凹陷或过大的乳头会很费劲，自然不愿意吸那一侧的奶。出现这个问题，产妇应该牵拉矫正自己的乳头或使用乳头保护器套在乳头上，方便新生儿吸吮。

（2）一侧奶水太多，新生儿只吃一边就饱了：有的产妇乳汁相当丰沛，一侧乳房的奶量就足够新生儿吃饱，另一侧根本就用不着了。如果是这种情况，产妇应该注意两边乳房要轮流喂，即这一次吃左边，右边剩余的奶应用吸乳器吸出正确储存。下一次就吃右边，吸出左边。保证两边乳房都被新生儿吸吮且均被吸空。

（3）一侧乳腺不够通畅：产妇一侧乳房的乳腺没有另一侧通畅，新生儿吃起来会很费劲，新生儿当然愿意吸通畅省力的那侧乳房。出现这一问题，产妇可以透过按摩、热敷的方法改善乳腺状况，同时应该尽量鼓励新生儿吸不太通畅的一侧乳房，可以达到疏通乳腺的作用。如果新生儿很抗拒，新生儿爸爸可以"拔刀相助"，产妇可以使用吸乳器帮助疏通，还可以求助医护人员。

（4）新生儿习惯吃一侧乳房的姿势：产妇应该学会多种哺乳姿势，让新生儿都能适应不同的喂奶方式。如摇篮式、交叉式、橄榄球式、侧卧式等。

（5）新生儿身体出现了问题：新生儿在吃某一侧乳房的时候就会表现得很急躁，甚至哭泣，此时，产妇应该高度警惕是不是新生儿的身体出现了问题。

例如新生儿身体、头部的一侧被磕伤等，都会让新生儿感到躺在受伤的那一侧不舒服，以至于抗拒吸那一侧的乳房，或者新生儿鼻塞的时候，也会抗拒吸奶。新生儿出现上述表现时，产妇应检查一下新生儿身体上是否有不适，如有需要应立刻求助医生。

4. 新生儿嗜睡影响吃奶

如果纯母乳喂养的新生儿超过3h不吃奶就应该叫醒他，以防其发生低血糖。可用温湿毛巾置于新生儿的前额使孩子睁开眼睛，也可轻拍上身叫醒新生儿。

新生儿如果总是长时间睡眠，几乎每次吃奶都需要叫醒，应及时确认是否为病理性情况。因为患某些疾病的新生儿也会出现类似表现，同时伴有对刺激反应差、面色苍白或发灰、四肢发凉、呼吸急促、不哭不闹、精神萎靡等症状，应及时就诊和治疗原发病。

5. 新生儿时吃时停

在出生后第1周，部分产妇只分泌少量的乳汁，此时新生儿会出现吃一会儿停一会儿或吃几口就入睡的情况都是正常的，因为新生儿需要用较大力量吸吮才能吸出少量乳汁，所以需要间断休息，而这些乳汁已能满足新生儿的需要。体重下降在新生儿生理性体重下降范围以内，均为正常现象。

有的新生儿吸吮1min就睡着了，或总含着乳头不松口，含着乳头入睡但很快醒来就哭闹的,说明没有吃饱。这表示该侧乳房可能已无乳汁而孩子并未吃饱,应及时换另一侧乳房。

除上述情况外,有少数新生儿总是吃一会儿、休息一会儿,或睡 1h 后再吃,此时不应催促,产妇可以与新生儿同步休息,即孩子想吃时喂他,新生儿想睡时产妇也一起休息。这类婴儿 1~2 个月后吃奶的速度会加快,并且吃奶的间隔也将逐渐形成规律。

6. 新生儿溢奶

溢奶是指新生儿吃奶后不久从口中流出奶液,属于正常现象。原因主要是由于新生儿胃为横位,且容量较小,胃的入口处肌肉发育不成熟、关闭不严,而出口处肌肉张力高,造成奶进入胃后容易反流。此外,不适当的喂养和护理方法也会引起溢奶,如喂奶过快,一次吃奶量太多,人工喂养时奶嘴孔太小或太大,喂奶前新生儿过度哭闹吸入大量空气,喂奶后立刻将新生儿平放在床上或翻动新生儿等。

对于易溢奶的新生儿在喂养和护理时应注意:

(1)哺乳时保持平静、舒适。

(2)如果开始喂时乳汁呈喷射样,可先挤出少许再喂。

(3)新生儿每次喂奶量不应太大。

(4)选择低流速奶头或以奶瓶倒立时奶滴状连续流出时的奶孔大小为宜。

(5)喂奶前避免新生儿过度哭闹,应在新生儿非常饥饿前就开始喂奶。

(6)喂奶后将新生儿竖抱,头靠在自己肩上轻拍后背 5~10min,待新生儿将吞入的空气排出(打嗝)后再将其右侧卧位放在床上半小时。

(7)换尿布应在喂奶前进行,沐浴、做操、抚触最好在两顿奶之间进行。

7. 早产儿和低出生体重儿的喂养

早产儿是指胎龄在满 28 周至不足 37 周出生的活产婴儿,其出生体重大部分在 2500g 以下,包括部分早产儿和小于胎龄儿,或两种兼而有之。早产儿是生长迟缓、感染性疾病、发育落后和死亡的高风险人群,母乳喂养的干预措施能改善其近期和远期预后,对于降低高危新生儿死亡率有重要影响。

由于早产和低出生体重儿各器官的功能不完善,如吸吮力弱,贲门括约肌松弛,胃容量小易溢奶,肠道肌张力低,易腹胀,易出现喂养问题。因此,喂哺早产儿时应尽早开始母乳喂养。

部分早产和低出生体重儿刚出生时不会吸吮乳房或吸吮力较弱,此时可将乳汁挤出后用小勺喂，应少量、多次喂养。此外，应在医生指导下，在早产儿出生后 1~3d 补充维生素 K_1 预防颅内出血等。尽快添加维生素 D 预防佝偻病。

8. 喂奶时应避免的姿势

总体上说正确的喂奶姿势就是体位舒适，母体紧贴新生儿，防止新生儿鼻部受压，保持产妇手的姿势正确。

喂乳时产妇会用眼睛注视着新生儿，新生儿的每一根睫毛在产妇的眼里都格外清晰。这时候产妇和新生儿的近距离接触，可以让产妇更加了解新生儿的身体发育情况以及其他需求，这是产妇与新生儿之间最早的沟通方式。但是应避免长时间低头看着新生儿，否则产妇呼出的二氧化碳会使新生儿呼吸困难，而二氧化碳比空气重，如果是坐着哺乳，呼出后正好将新生儿整个脸部覆盖，容易导致新生儿缺氧。正确的方法是将头稍微偏向一边，或有意识地避免直接对着新生儿的面部呼气。

9. 母乳喂养期间给新生儿补充喂水的情况及处理办法

与配方奶不同，母乳本身含有很多水分，纯母乳喂养的婴儿在 6 个月之前，不用额外补充水。

（二） 母乳喂养中产妇的问题

1. 乳头凹陷

当用两个手指压迫乳晕时，正常情况下乳头会凸出并直立；反之，如果乳头不突出，即为乳头凹陷。新生儿难以含住内陷的乳头，从而影响母乳喂养。不主张在孕末期通过每天牵拉乳头来改善，因为这样会过度刺激乳头，导致子宫释放催产素，触发早产。但是，如果在分娩开始后才发现乳头凹陷，则可用手指将乳头向外轻轻牵拉，并按捏乳头、乳晕，每天 1 次，每次 10~30 下；也可用双手拇指轻压乳晕两旁，再向上下左右推开，每天 1~2 次，每次 10 下。或者每次哺乳前可用乳头纠正器或吸奶器将乳头拉出，便于新生儿含接。

2. 乳头皲裂

造成乳头皲裂的主要原因是新生儿吸吮时只含住了乳头，吸吮时用力吸乳头，致使乳头皮肤破损形成皲裂。出现皲裂后一般不必停止喂奶。哺乳时应注意以下事项：

（1）哺乳前先湿敷乳房和乳头 3~5min，同时按摩乳房，并挤出少量乳汁使乳晕变软，从而容易被新生儿含吮。

（2）帮产妇取舒适体位，让新生儿含住大部分乳晕。

（3）开始喂奶时先喂无皲裂的一侧，再喂患侧，因为这时新生儿吸吮的力量变小，对患侧乳头的刺激减少。

（4）每次哺乳的时间限制在 10min 内。

（5）每次喂奶后留 1~2 滴奶均匀地涂在乳头上。

（6）天气允许条件下，可将乳房暴露，保持乳头干燥，促进乳头裂伤愈合。

（7）不要使用塑料乳罩或乳垫，不要用肥皂洗乳房。

（8）如果双侧乳房有皲裂，或纠正新生儿吸吮方式后，产妇仍感到乳头疼痛难忍，可用乳盾保护乳头吸吮，也可暂时停止新生儿吸吮，用手或吸奶器将乳汁挤出，再用汤匙喂给孩子。

（9）把鱼肝油软膏或蓖麻油涂在乳头上，可有效预防感染，促进裂口愈合。

3. 乳房胀痛

产后三天内，因淋巴和静脉充盈，乳腺管不畅，乳房逐渐胀实、变硬，触之疼痛，伴有轻度发热。一般于产后一周乳腺管畅通后自然消失，也可用以下方法缓解：

（1）尽早哺乳：于产后半小时内开始哺乳，促进泌乳反射，使乳汁畅流。

（2）外敷乳房：哺乳前热敷乳房，可以促使乳腺管畅通。在两次哺乳之间热敷，可以减少局部充血肿胀。

（3）按摩乳房：哺乳前按摩乳房，可以促进乳腺管畅通。

（4）佩戴乳罩：产妇穿戴合适的具有支托性的乳罩，可以减轻乳房肿胀时的沉重感。

（5）服用药物：需在医生指导下服用维生素 B 或散结通乳的中药。

4. 乳腺炎

当哺乳产妇出现一侧乳房或乳房的一部分发热、肿胀或疼痛时，可能是乳腺炎。乳腺炎一般不会引起乳汁感染，因此可以继续哺乳，如果停止哺乳可能会使乳腺炎恶化以及疼痛加重。

轻度乳腺炎，在哺乳前湿热敷乳房 3~5min，并按摩乳房。哺乳时先喂患侧乳房，因饥饿时新生儿吸吮力强，有利于吸通乳腺管。在哺乳的同时按摩患侧乳房，增加哺乳次数和哺乳时间，每次哺乳应充分吸空乳汁，哺乳后充分休息。

5. 母乳不足

主要表现有：新生儿出生后排尿、排便次数减少，新生儿睡觉不香甜，出现吃完奶不久就哭闹，来回转头寻找奶头的现象。体重增长未达标准（生理性体重下降期除外），即足月儿约 15~30g/d，平均约为 20g/d。则提示母乳不足。

6.产妇患病可喂奶的情况

乳母患急性传染病时，可将乳汁挤出，经消毒后哺喂。乙型肝炎的母婴传播主要发生在临产或分娩时，是通过胎盘或血液传递的，因此乙型肝炎病毒携带者并非哺乳的禁忌证。母亲感染结核病，经治疗无临床症状时可继续哺乳。

7.产妇不宜哺乳的情况

（1）患有某些疾病：凡是母亲感染 HIV、患有严重疾病应停止哺乳，如慢性肾炎、恶性肿瘤、精神病、癫痫或心功能不全等。

（2）正在服药：服药期间应该咨询医生是否可以母乳喂养，因为产妇所服的药物常常会通过乳汁进入新生儿体内，影响新生儿的健康，导致"母亲生病、孩子吃药"的情况，而新生儿的肝、肾功能都相对较差，容易引起药物积聚导致中毒。

（3）接触有毒物质：有些产妇因工作需要接触农药或铅、汞、镉、砷等化学毒物，也应该停止哺乳而改用人工喂养。

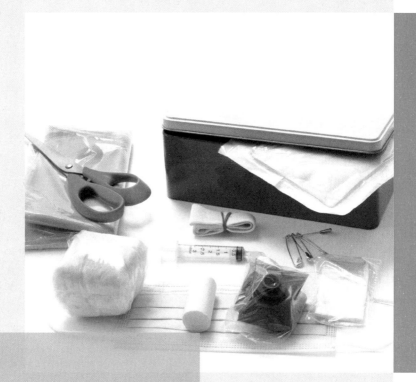

第七章
新生儿意外伤害的
预防和应对措施

第一节 新生儿窒息

新生儿窒息是新生儿死亡或伤残的重要原因之一。

一、新生儿窒息的常见原因

1. 呛奶

新生儿吃奶过程或吐奶后，乳汁误入气道，称为呛奶。新生儿呛奶，一是由于吃奶太急，二是由于贲门括约肌（胃与食管连接处）松弛造成溢奶，引起呛奶。呛奶严重者乳汁可直接吸入肺部造成肺炎，甚至乳汁堵塞气道，发生呼吸困难和缺氧，称为"呛奶窒息"。

2. 喂奶姿势不对

喂奶时，尤其在夜间，妈妈采用侧卧的方式喂奶，喂奶中途睡着，使乳房堵住新生儿的口鼻，引起窒息。

3. 睡眠姿势不对

（1）新生儿采用俯卧位睡觉时易发生窒息。刚出生不久的新生儿颈部肌肉力量不足，俯卧时自己还不能抬头或不能长时间维持抬头，如不注意，很容易因枕具堵住口鼻而发生窒息（图7-1、图7-2）。

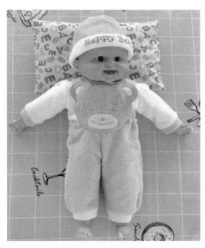 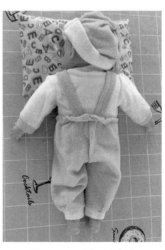

图 7-1 正确睡姿　　　　图 7-2 错误睡姿

（2）大人和新生儿睡一张床时，大人翻身时或是无意间将身体某些部位，尤其是上肢压住新生儿的口鼻而容易造成窒息。家长和新生儿共用一床被子时，大人睡着后被子移动，很可能把身形较小的新生儿蒙在被子里，引起窒息。

4. 包裹方式不对

家长担心新生儿着凉，被子过厚，并把被子盖过新生儿的头部，使新生儿的口鼻被堵住，不能呼吸，引起窒息（图7-3）。

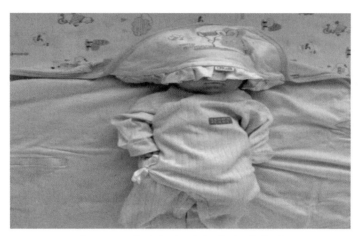

图7-3 被子捂住了新生儿的鼻子

5. 被物品堵住口鼻

给新生儿用过大过软的枕头，这种枕头会在新生儿头部偏向一侧时，堵住新生儿的口鼻，造成窒息。新生儿躺在两个枕头中间，很容易头陷下去，枕头捂住口鼻引起窒息。新生儿睡觉地方的附近放置手巾、头巾等物品，新生儿经常会用手抓取附近的东西，很可能会被这些东西捂住口鼻而造成窒息。常吐奶的新生儿佩戴塑料围嘴，它容易卷起堵住新生儿的口鼻。

二、窒息的表现

1. 轻度窒息

新生儿面部与全身皮肤青紫；呼吸浅表或不规律；心跳规则，强而有力，心率80~120次/分；对外界刺激有反应，肌张力好；喉反射存在。

2. 重度窒息

新生儿皮肤苍白，口唇暗紫；无呼吸或仅有喘息样微弱呼吸；心跳不规则，心率＜80次/分，且弱；对外界刺激无反应，肌张力松弛；喉反射消失。

三、窒息的急救

1.呛奶窒息的处理

新生儿发生呛奶时，面部青紫、没有哭声，出现四肢挣扎状。此时应迅速托起新生儿，一手呈"八"字状扶住新生儿下颌，手掌小鱼际接触新生儿前胸，保持新生儿气道通畅。将新生儿翻过身来，呈头低脚高状，靠在成人的前臂。另一只手呈空心掌，在新生儿背部避开肾区自下而上重复叩击，力度略大，直至呛至气管的乳汁流出（图7-4）。如无流出，可将新生儿翻过身来，成人用嘴含住其口鼻，做吸气状，将乳汁吸出。若身旁还有其他人，应及时拨打"120"。

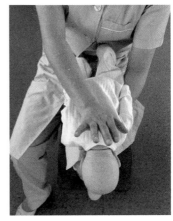

图7-4　呛奶的处理

2.其他原因引起窒息的处理

及时拨打"120"，在等待救护车的同时，展开以下操作步骤（表7-1）。

表7-1　其他原因引起窒息的处理步骤

操作步骤	操作方法	注意事项
判断意识	拍打新生儿足底，大声呼叫新生儿，看新生儿有无哭声、呻吟或全身有无动作表现，若无，则判断意识丧失。	
启动抢救程序	判断新生儿无意识，立即拨打"120"。	
评估呼吸和脉搏	观察胸廓起伏情况判断有无呼吸或有效呼吸，时间不超过10s。	护理员可以不评估脉搏。
安置体位	（1）仰卧，肩部垫高2~2.5cm，颈部轻度仰伸（图7-5）。 （2）将双上肢放置在身体两侧，解开衣服，暴露胸壁。	大声呼喊，不要摇晃新生儿。
胸外心脏按压	（1）按压方法：①拇指法。双手环绕新生儿胸廓，用拇指按压胸骨，其余手指支撑其背后（图7-6）。②双指法。用一手的中指与食指的指尖按压胸骨，另一手托住背部（图7-7）。 （2）按压深度：为胸廓前后径的1/3，约4cm。 （3）按压位置：为双乳头连线中点的下一指处，即胸骨体下1/3。 （4）按压频率：100~120次/分。	定位准确，控制按压频率及深度。

续表

操作步骤	操作方法	注意事项
开放气道	(1) 检查口鼻腔，清除分泌物； (2) 左手小鱼际置于新生儿前额，使头部轻度仰伸，右手的示指和中指置于下巴侧缘，向上抬起下巴，呈鼻吸气位。	需充分开放气道。
人工呼吸	(1) 正常吸一口气，将新生儿的口鼻完全包住，吹气，吹气时间达到1s。 (2) 再重复吹气一次。	吹气时眼睛余光看胸廓是否起伏，不要大力吹气，防止过度通气。
判断复苏效果	五个循环后判断呼吸、脉搏是否恢复，如未恢复，再次进行五组按压和通气，直至复苏成功或医护人员达到现场。	

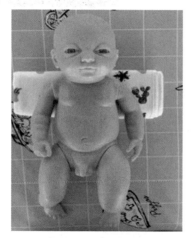
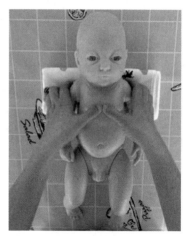

图7-5　安置体位　　　　图7-6　拇指法

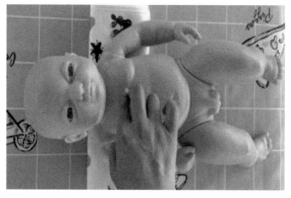

图7-7　双指法

四、窒息的预防

1.呛奶的预防

（1）首先要让新生儿少食多餐，每次间隔的时间不要过长，以免过度饥饿。

（2）喂完奶后，将新生儿轻轻竖着抱起来，让其头部靠在肩部。一手托着新生儿的臀部，一手呈空心掌由腰际向上轻叩新生儿背部，使新生儿将吃奶时吞入胃内的气体排出，轻叩时长可依据新生儿情况进行调整（图7-8）。

（3）若无气体排出，可给新生儿换个姿势，继续轻叩新生儿背部。

（4）扣完后将新生儿放到床上，以右侧卧位为宜（图7-9）。

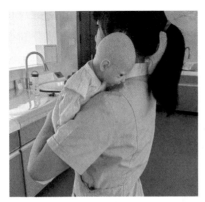
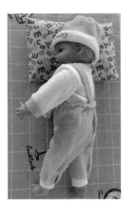

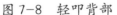
图 7-8　轻叩背部　　　图 7-9　右侧卧位

2.照护新生儿睡眠的注意事项

让新生儿独自盖一床厚而松软的小棉被在婴儿床上睡，不要和家人同睡一床被子。如果实在担心孩子，可以跟孩子同睡，但是要"保持距离"，切忌抱着孩子入睡。不要让新生儿同醉酒或极度疲劳及身体过度肥胖的家长同睡。

3.喂奶的注意事项

首先母亲要有充分的休息，这样既能保证母乳质量，也有精力观察新生儿吃奶的状况。无论是母乳喂养还是奶瓶喂养，应让新生儿斜靠在家长臂弯，而不是处于仰卧位；哺乳后应将新生儿竖抱轻叩背部，可排空吸入的空气，减少溢乳，防止窒息。夜间给新生儿喂奶时，家长最好坐起，在清醒状态下喂哺，然后待新生儿睡着后，再入睡。

4.包裹合适

天气寒冷带新生儿外出时，不要裹得太紧，在包裹新生儿的同时，一定不能遮盖新生儿的口、鼻。

第二节 新生儿跌落

新生儿跌落伤是指由于重力的作用，身体突然坠落，撞击在较低的水平面而导致的伤害。

跌落伤分为开放性损伤和闭合性损伤。开放性损伤指伤口的皮肤表层是裂开的，往往会出血。闭合性损伤包括头部、颈部、胸腹等部位的撞击，其伤口皮肤表层是闭合的。新生儿头部占身体比例较大，无自我防护意识，跌落时头部首当其冲，所以最容易引起头部闭合性损伤。跌落后，部分新生儿没有任何症状，延迟出现呕吐、抽搐现象；而另一部分新生儿会立即出现头部肿块，而且瞬间增大，甚至出现反应迟钝、表情淡漠等。

一、新生儿跌落的早期判断

新生儿跌落后，观察的要点有：

（1）是否出现过精神不振或嗜睡、昏迷，哪怕是非常短暂的。

（2）是否烦躁不安、哭闹不止。

（3）是否出现呕吐、抽搐。

无论新生儿是否出现这些情况，都最好去医院检查，因为有的新生儿在跌落伤后，即刻反应不大，但可能几天后才出现症状。

二、跌落的分级处理

（1）对于头部着地、不哭不闹的新生儿，一定要送去医院检查，而且要注意在送医院途中不要晃动新生儿的头部，尽量以温和的方式固定新生儿的头部，比如在头部两侧放上柔软的枕头，把毛巾卷成卷置于颈部两侧。

（2）胸腹部损伤在跌落伤中虽然占的比例不大，但在坠落伤中常见。对于开放性胸腹部损伤，需即刻送到医院救治。对于无明显症状的闭合性损伤，需注意观察新生儿的呼吸、胸廓，是否局部有触痛，是否呕吐、恶心等症状，如出现以上症状，需即刻送到医院进一步检查。对于腹部开放性损伤，不宜将腹部脏器还纳，可用较干净的温毛巾等覆盖脏器后即刻送往医院。

（3）对于精神正常、没有消化道症状、头皮有血肿的孩子，持续观察，发现异常情况及时送医。

（4）伤口较大、出血较多时，不要把药粉直接撒在伤口上，而是局部压迫止血，及时送到医院进行清创处理，并注射破伤风疫苗等。

（5）对于一些小的擦伤，不要涂紫药水，要用消毒喷雾剂或消毒湿巾清洁伤口。如果以上两种东西家里没有备用，可先用干净自来水冲洗伤口，然后局部使用抗生素（目前常用的有金霉素眼膏、莫匹罗星等）。

（6）小的淤青，大部分是皮下毛细血管出血，小面积的淤青几日后会自动退去，多不需特殊处理。

三、跌落的送医技巧

应该如何把受伤的新生儿送到医院呢？

（1）千万不能抱起新生儿就走。如果出现脊柱损伤，这种搬运方法就可能造成高位截瘫。正确的方法是呼叫"120"救护车。等待"120"救护车来之前，可进行相应的初步处理：找一块木板，放到新生儿身下，所有家长都在同一侧，将新生儿轻抬、平放。如果碰到特殊情况，一时等不到救护车，家长也可以用木板这样抬着新生儿及早送医。

（2）如果怀疑有骨折，要注意制动。骨折的腿、胳膊等，要与小木板等绑在一起，一是可以减轻疼痛，二是不会使骨折加重。

（3）在送新生儿到医院的过程中，千万不要因为新生儿哭闹等给他吃东西或者喂水。因为孩子出现外伤，到医院后有些需要急诊手术，而手术前需要禁食6h，禁水4h；尤其是全麻情况下手术，要求更严格，如果途中给孩子进食或进水，往往会延误了抢救。

四、跌落伤的预防

1. 预防床上跌落

从床上发生跌落的概率最高，所以要特别留意婴儿床及周边安全。现在的婴儿床一般都装有护栏，如果没有，家长可自己在婴儿床边加装护栏。在床边的地板上铺上软垫，移除婴儿床周边的杂物，尤其是尖锐物品。如果婴儿床附近的家具有棱角，应该在转角上加装防护软垫。婴儿床不宜放在有高度落差的地板边缘，否则，万一新生儿不小心掉下床，可能会继续滚落到较低的地板上，增加伤害次数。

2. 预防抱着跌落

抱新生儿时最好两手环抱。包裹新生儿的包被不宜过大、过松，以防新生儿从包被中滑落。

第三节　新生儿烫伤

新生儿皮肤娇嫩，发生烫伤后，容易出现感染，易形成瘢痕或残疾。所以，新生儿一旦出现烫伤应以正确的方法照料。

一、新生儿烫伤常见原因及预防

1. 洗澡水

给新生儿洗澡时，洗澡水太烫，引起新生儿烫伤。预防方法：洗澡时，必须先放凉水，后放热水，并用水温计准确测量水温。

2. 热汤或热菜

家长抱着新生儿就餐时，热汤或热菜不小心溅到新生儿身上。预防方法：大人不应抱着孩子就餐。

3. 热油

家长抱着新生儿进厨房炒菜时，油溅到新生儿身上。预防方法：不带新生儿进厨房。

二、烫伤的分级处理

1. 轻度烫伤的紧急处理

皮肤仅出现红肿现象。如果衣服没有与皮肤粘在一起，立即将衣服脱掉。若衣服与皮肤粘在一起，可用剪刀把衣服剪开后慢慢取下。先用冷水冲洗烫伤部位20min左右，以缓解疼痛，减轻红肿程度，防止形成水疱。如果水疱已经形成，不要弄破，在上面置一块清洁的纱布之后涂烫伤膏。

2. 中度烫伤的紧急处理

皮肤不仅红肿还会起水疱，皮肤破裂溃烂。这种程度的烫伤非常疼痛，应将患部用流动自来水进行冷却，20~30min后即可舒缓疼痛，并可防止皮肤深层组织受到破坏，然后立即送医院治疗。

3. 重度烫伤的紧急处理

重度烫伤深及皮下组织，皮肤会变干硬、变白，甚至呈焦黑色，这时已感觉不到疼痛。处理这种程度的烫伤，要十分小心地去除衣物，可用剪刀把衣服剪开慢慢取下，不要碰到烫伤的皮肤。用冷水浸泡或用浸透冷水的被单、毛巾敷在烫伤处，注意不要摩擦皮肤，以免擦破患处发生溃烂，然后立即送医院急救治疗。

三、烫伤处理的注意事项

（1）在冲洗或浸泡以及送至医院的过程中，尽量保护创面的水疱以及腐皮，不要让新生儿由于疼痛烦躁将水疱以及腐皮弄破或者抓落。

（2）不要随便涂抹酱油、醋、牙膏以及一些所谓的秘方，这样容易导致创面感染，以及误导医生对烫伤部位创面深度的准确判断。